社区生活健康丛书

◆总主编 周 欢 ◆策 划 朱辅华

社区
食品营养与安全

主编 李 云
编者 李 云 朱辅华

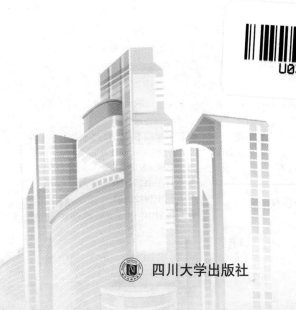

U0390749

四川大学出版社

责任编辑:朱辅华
责任校对:许 奕
封面设计:墨创文化
责任印制:王 炜

图书在版编目(CIP)数据

社区食品营养与安全 / 李云主编. —成都:四川
大学出版社,2012.11
(社区生活健康丛书 / 周欢主编)
ISBN 978−7−5614−6276−8

Ⅰ.①社… Ⅱ.①李… Ⅲ.①食品营养②食品安全
Ⅳ.①R151.3②TS201.6

中国版本图书馆 CIP 数据核字(2012)第 272745 号

书 名	社区食品营养与安全	
主 编	李 云	
出 版	四川大学出版社	
地 址	成都市一环路南一段 24 号(610065)	
发 行	四川大学出版社	
书 号	ISBN 978−7−5614−6276−8	
印 刷	郫县犀浦印刷厂	
成品尺寸	148 mm×210 mm	
印 张	5	
字 数	112 千字	
版 次	2012 年 12 月第 1 版	
印 次	2016 年 12 月第 2 次印刷	
定 价	14.00 元	

◆读者邮购本书,请与本社发行科联系。
电话:(028)85408408/(028)85401670/
(028)85408023 邮政编码:610065
◆本社图书如有印装质量问题,请
寄回出版社调换。
◆网址:http://www.scupress.net

总　序

　　社会在不断进步，城市居民的行为与生活方式也在随之不断变化，常见病、多发病、心理问题和食品安全问题等也随之而来。为了提高城市居民自我保健和预防、自我救护和疾病护理的能力，以良好的心理状态去应对城市生活的压力，从而提高城市人群的健康水平，改善城市居民的生活质量，四川大学出版社组织相关专家、教授编写了《社区生活健康丛书》。

　　该丛书均采用一问一答的形式，以通俗易懂的语言，介绍了与社区居民生活密切相关的基本医学知识和技能。一方面可以增强社区居民基本的疾病预防与疾病应对能力，另一方面也便于居民快速查找应对措施；同时，编者在疾病或相关医学问题介绍中，对一些常见疾病或医学问题的诊治方案建议、就诊指导或应对措施、医保报销方式等进行了介绍，力求形成一个从预防保健到就诊治疗以及康复的较为完整的应对链，有助于社区居民形成应对常见疾病的整体思路，而不至于忙中出乱或浪费精力。

　　该套丛书共分为七本，包括《社区常见急症的处理》、《社区常见非传染性疾病的防治》、《社区常见传染性疾病的防治》、《社区妇女常见疾病的防治》、《社区小儿常见疾病的防治》、《社区常见心理卫生问题》、《社区食品营养与安全》，其内容基本涵盖社区生活中常见与健康有关的问题。

希望这套丛书能成为社区朋友健康生活的有益伴侣，引领读者享受健康的城市生活。

马晓

2012 年 12 月 4 日

（**马　　晓** 教授、博士生导师，中华预防医学会公共卫生教育分会主任委员，原四川大学华西公共卫生学院院长）

前　言

近年来，我国城乡居民的营养与健康状况明显改善。例如，居民膳食质量明显提高，儿童和青少年平均身高增加，营养不良患病率下降，居民贫血患病率亦有所下降。但是，居民营养与健康仍存在不容忽视的问题。例如，城市居民膳食结构不尽合理，畜肉类及油脂消费过多，谷类食物消费偏低，奶类、豆类制品摄入过低；一些营养缺乏病依然存在，特别是儿童营养不良在农村地区仍然比较严重，铁、维生素 A 等微量营养素缺乏是我国城乡居民普遍存在的问题；与营养相关的慢性非传染性疾病，如肥胖、高血压、糖尿病、血脂异常等的患病率大幅度增加，已成为威胁国民健康的突出问题。

与此同时，食品安全也面临着严峻挑战。食源性疾病仍然是危害公众健康的重要因素，食源性寄生虫病已成为许多农牧民因病致贫、因病返贫的重要原因，严重阻碍着当地经济发展的步伐；食品中各种有害物质的污染对健康的潜在威胁已经成为一个不容忽视的问题；食品新技术、新资源（如转基因食品）的应用给食品安全带来新的挑战。随着公众的健康和食品安全意识不断提高，面对我国目前的营养与食品安全状况，以至于在许多人的脑海里不断涌现出这样的问题——我们究竟还能吃什么？

本书旨在加强对公众教育，消除其什么都不能吃的恐慌心理，倡导平衡膳食与健康生活方式，提高居民自我保健意识和能力，从而促进健康。

由于我们水平有限，书中肯定有疏漏和不足之处，恳请广大读者批评指正，以期再版时完善。

李 云

2012 年 11 月

（李 云 营养与食品卫生学博士，四川大学华西公共卫生学院教授、博士生导师）

目 录

社区食品营养与安全

食品营养篇

社区生活健康丛书

社区食品营养与安全

食品选择篇

社区食品营养与安全

食品安全篇

社区食品营养与安全

社区食品营养与安全

食品营养误区篇

社
区
生
活
健
康
丛
书

社区食品营养与安全

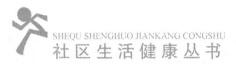
食品营养篇

　　营养是人体健康的基础，我们只有了解了人体每天需要哪些营养素和摄入这些营养素到底有什么好处，我们才会关注营养。本篇主要介绍营养的基本知识，以及营养与健康的关系。

● 何为营养和营养素？

万物生长离不开营养。营养就是从外界摄取食物，经过消化、吸收和代谢，利用其中身体需要的物质以保证生长发育、组织更新和维持良好健康状态的整个过程。这些维持机体正常生长发育、新陈代谢所必需的物质，俗称"养分"或"养料"，它的科学名称为营养素。

● 食物中有哪些营养素？ 它们主要的生理作用是什么？

食物中的营养素一般分为六大类，即糖类（碳水化合物）、脂肪、蛋白质、维生素、矿物质和水；有时为了强调膳食纤维的重要性，把它从糖类中单独分出来作为一大类，所以营养素又有七大类之称；有的把水不包括在内，所以就只有五大类。不管如何分类，营养素的生理作用主要是构成机体组织并维持人体生长发育，修补组织细胞，供给人体热量，调节生理功能。

● 宏量营养素与微量营养素有何不同？

营养素中，糖类、脂肪和蛋白质因为机体需要量多，在膳食中所占的比重大，故称为宏量营养素。矿物质和维生素因机体需要量相对较少，在膳食中所占比重也较少，称为微量营养素。按照化学元素在机体内的含量多少，又将矿物质分为宏量元素（又称常量元素）和微量元素。宏量元素指含量占机体总质量 0.01% 及以上的元素，如钙、磷、硫、氯、钾、钠和镁；微量元素指含量占机体总质量 0.01% 以下的元素。目前认为，铁、锌、铜、锰、铬、碘、硒、钼、钴、氟十种微量元素为维持正常人体生命活动不可缺少的必需微量元素；硅、镍、硼和钒为可能必需微量元素；铅、镉、汞、砷、铝、锡和锂为具有潜在毒性但在低剂量可能具有功能的微量元素。

● 什么是平衡膳食？

平衡膳食又称为健康膳食或合理膳食，是指由多种食物构成的膳食。这种膳食不但要提供给用餐者足够的热量和所需的各种营养素，以满足人体正常的生理需要，而且要保持各种营养素之间的合理比例和多样化的食物来源，以提高各种营养素的吸收和利用，达到合理营养的目的。

● 为什么任何食物都应该适量吃？

人是杂食动物，不能全吃肉，也不能尽吃粮食，更不能全部吃蔬菜。如果不吃粮食和蔬菜，人就会变成"老虎"，最高寿命也就只有三十几岁，哪谈得上活到八九十岁甚至百岁以上。在困难时期，人们把蔬菜当成主食，用来果腹，所以不能长寿；现在富裕了，人们不能只吃肉，不吃蔬菜，否则同样不会长寿。根据现有的知识，人体必须从食物中摄取的必需营养素有四十多种，而各种营养素的需要量又各不相同（多的每天需要数百克，少的每日仅需要几微克），并且每种天然食物中营养成分的种类和数量也各不相同，所以，必须有多种食物合理搭配才能组成平衡膳食，即从食物中获取营养成分的种类和数量应满足人体的需要而又不过量，使蛋白质、脂肪和糖类提供的能量比例适宜。因此，要想健康长寿，就不要暴饮暴食，不要每餐都吃撑了才停，更不要认准一种食物天天吃、顿顿吃。正所谓"物无美恶，过则为灾"。对健康而言，没有"无营养的食物"，只有不好的膳食搭配，也没有只要多吃就能保证健康的食物。因为我们胃的容量有限，一种食物过多必然会影响其他食物的摄入。

● 成人每天吃多少才算适宜？

成人每天各类食物的摄入量大致如下：谷类食物是我们的主食，为250～400克；蔬菜类为300～500克，水果类为200～400克；鱼虾类为50～100克，畜、禽肉类为50～75克，蛋类为25～50克，奶及奶制品（相当于鲜奶）为300克；大豆及豆制品为30～50克；烹调油不超过30克；食盐不超过6克；至少喝水1200毫升（约6杯）。

● 为什么粮食在膳食中要占主食地位？

中国传统膳食是以粮食（包括大米、小麦、小米、玉米、燕麦、荞麦、高粱等）为主食，它们含有大量的糖类物质，是身体主要的能量来源，也是最经济的能量来源。这种膳食可防止发达国家高脂肪、高蛋白质膳食的弊端，即营养相关慢性病（如肥胖症、高血脂、高血压、糖尿病等）的发生。但是，目前我国一些家庭中动物性食物的消费量已经超过了粮食的消费量。这种"富裕型"的膳食提供的能量和脂肪过高，而膳食纤维过低，对一些慢性病的预防不利。因此，应提倡谷类为主，强调膳食中谷类食物提供能量的主要来源，可避免摄入过多的脂肪及含脂肪较高的动物性食物，有利于预防相关慢性病的发生。

● 为什么粮食要注意粗细搭配？

精米、白面因碾磨太精，谷粒表层所含的维生素、矿物质等营养素和膳食纤维大部分随糠、麸流失。如果长期吃精制米，水果、蔬菜和动物性食物又摄入较少，就可能因缺乏维生素 B_1（硫胺素）而易患脚气病。注意勿将脚气病与真菌感染所致的脚癣（俗称脚气）相混淆。脚气病是由维生素 B_1 缺乏引起的，以消化系统、神经系统和心血管系统症状为主的全身性疾病，医学名称为维生素 B_1 缺乏病。早在公元前 2600 年我国已有人对本病作出描述，侯祥川所著《我国古书论脚气病》，提及"久食白米即可发生脚气病"，还指出"常食麸皮可免脚气病的发生"。可见我国很早就对脚气病的防治作出过很大贡献。因此，为了预防脚气病应经常吃一些粗粮、杂粮。

● 蛋白质的食物来源及其日供量多少为宜？

人体所摄入的蛋白质来自于动物性食物和植物性食物。动物性食物，如肉类、鱼类、蛋类、奶类是膳食中蛋白质最好的来源。

植物大豆是最佳也是最经济的蛋白质来源。植物性食物如米、面、杂粮，以及豆类、蔬菜、菌藻类、坚果中的蛋白质，也是我们膳食中蛋白质的主要来源。

一般认为，成人每日约需 80 克蛋白质。按体重计算，每日每公斤体重需 1.2 克左右，蛋白质所供热量应占进食总热量的 10%～15%。其中优质蛋白质最好占一定的比例，如动物性蛋白质和大豆蛋白质应占蛋白质总摄入量的 1/3 为宜。

● 为什么动物性蛋白质比植物性蛋白质好？

人体需要的蛋白质广泛存在于各种动物性食物和植物性食物当中，但在二者中的含量和质量有所区别。

动物性蛋白质主要来源于畜、禽及鱼类等，其蛋白质能被人体较好吸收，更重要的是其蛋白质的必需氨基酸种类齐全，比例合理，更利于人体利用，因而营养价值也相对高些。

植物性蛋白质主要来源于米面类和豆类，二者所含的蛋白质营养价值亦不同。米面类来源的蛋白质中缺少赖氨酸（一种必需氨基酸），因此这类蛋白质被人体吸收和利用的程度也会差些。大豆蛋白质中赖氨酸含量比较丰富，因此其质量比米面类所含的蛋白质好，利用率较高。

● 什么是蛋白质的互补作用？ 有何实际意义？

蛋白质是由多种氨基酸构成的。当食物蛋白质中某一种或某几种氨基酸缺乏或不足时（称为限制氨基酸），则使合成机体组织蛋白质受到限制。由于各种食物中的氨基酸组成不尽相同，在某一种食物中缺乏的氨基酸可能在另一种食物中含量丰富，如果将各种食物按合适的比例混合食用，其蛋白质可起到相互补充的作用。即各种食物蛋白质中的氨基酸可以取长补短，最后成为一种更适合人体吸收利用的较为完美的混合膳食，从而起到提高蛋白质利用率的作用，这称为蛋白质的互补作用。例如，大米缺乏赖氨酸，大豆蛋白质富含赖氨酸但相对而言色氨酸不足，玉米色氨酸含量丰富。大豆、玉米、大米单独食用时，其蛋白质的生物价（评价蛋白质质量高低的指标，其值越高，质量越高）分别为 57、60、57，但当三者按 20%：40%：40% 的比例混合食用时，其蛋白质生物价可提高到 73，与猪肉相当。这大大提高了蛋白质的利用率，也可避免多吃肉类带来的不利影响，如胆固醇、脂肪摄入过高等。

因此，在日常生活中，我们应注意利用蛋白质的互补作用，以提高生活质量。为充分发挥食物蛋白质的互补作用，在调配膳食时，应遵循以下三个原则：

（1）食物的生物学种属越远越好，如动物性食物和植物性食物之间的混合，比单纯植物性食物之间混合好。

（2）搭配种类越多越好。

（3）几种食物食用时间越近越好，同时食用最好。因为单个氨基酸在血液中的停留时间约为 4 小时，然后到达组织器官，再合成组织器官的蛋白质，而合成组织器官蛋白质的氨基酸必须同时到达才能发挥互补作用，合成组织器官蛋白质。

● 肉类食物吃得越多身体就越健康吗？

常吃的肉类主要有猪、牛、羊、兔等家畜肉，鸡、鸭、鹅等禽肉，以及鱼等水产品。肉类食物营养虽好，但如果多吃不限量，反而不利于健康。吃肉时首先应遵循的一条重要原则是：吃畜肉不如吃禽肉，吃禽肉不如吃鱼肉。目前，我国居民主要的肉类食物是猪肉，在畜肉中，猪肉的蛋白质含量最低，脂肪含量最高，即使是"瘦肉"，其中肉眼看不见的隐性脂肪也占 28%，摄入过多往往会引起肥胖和血脂增高，成为某些慢性病的危险因素。鸡、鱼、兔等含优质蛋白质较高，脂肪较低，且所含脂肪的化学结构主要是不饱和脂肪酸，能起到保护心脏的作用。应大力提倡吃鸡、鱼、兔等肉类食物，适当减少猪肉的消费比例。

● 为什么多吃鱼类对健康有好处？

鱼是人类食品中动物性蛋白质的重要来源之一，鱼肉含人体所需要的营养素极为丰富，而且易于消化吸收。而且，鱼类还含有一种只有水生动物才含有的多不饱和脂肪酸——二十碳五烯酸（EPA）和二十二碳五烯酸（DHA），有降低血脂和防止血栓形成的作用。

● 蛋类的营养特点有哪些？

（1）鸡蛋中所含的蛋白质是天然食品中最优秀的蛋白质，可供给多种必需氨基酸，而且组成比例非常适合人体需要，利用率很高。

（2）鸡蛋蛋黄中，不仅含有一定量的磷脂酰胆碱（卵磷脂），还富有磷、钙、铁，另外还是维生素 A、D、B_1、B_2 的良好来源。

● 鸡蛋有什么营养价值？ 吃蛋黄好还是吃蛋白好？

鸡蛋含有丰富的优质蛋白质、脂肪、维生素，以及铁、钙、钾等人体所需要的矿物质。蛋黄与蛋白的营养素含量不同，蛋黄和蛋白的蛋白质都是优质蛋白质，消化率都很高。但是，蛋黄与蛋白的其他营养成分有较大差异，蛋白以卵清蛋白为主；蛋黄除了含丰富的卵黄磷蛋白外，还含有丰富的脂肪和微量营养素，特别是铁（但吸收率不高）、磷以及维生素 A、D、E 和 B 族含量丰富。

但是，鸡蛋蛋黄中胆固醇含量较多，每个鸡蛋含 200～250 毫克胆固醇。因此，很多高脂血症病人害怕吃鸡蛋。以前，医学上也认为高脂血症病人不应吃鸡蛋，否则会导致血脂升高，甚至动脉粥样硬化。近年的大规模人群调查结果发现，适量吃鸡蛋并不一定会增高人体血液中的胆固醇含量。其实，按体重计算，人体含胆固醇约 2 克/千克。每天从膳食中摄取 300～500 毫克的外源胆固醇。胆固醇除了从食物中获得外，人体组织也要合成。每天合成胆固醇的量为 1～2 克，而肝脏占合成总量的 80%。肝脏自身都在合成，说明胆固醇对肝脏也是有意义的。这样比较下来，从鸡蛋摄入的胆固醇不仅量很少，还是人体所必需的。因此，中国营养学会在中国居民膳食宝塔中每日推荐：蛋类 25～50 克。一天保证一个鸡蛋的摄取，十分必要。

● 生鸡蛋更营养吗？

生鸡蛋里含有抗生物素蛋白，后者会影响食品中生物素的吸收，如长期大量摄入可导致食欲不振、全身无力、肌肉痛等生物素缺乏症。另外，生鸡蛋内含有抗胰蛋白酶，后者会破坏人体的消化功能。至于那些经孵化但还没有孵出小鸡的"毛鸡蛋"，就更不安全了。鸡蛋很容易受到沙门菌和其他致病微生物感染，生食易产生消化系统感染性疾病。相反，鸡蛋经过加工后，营养成分损失不大，营养素更易吸收，一些抗营养素因子被破坏了，可能存在的细菌被杀灭，因此更营养和安全。当然，过度加热后，蛋白质过度凝固，也不利于消化吸收。

● 多摄入高蛋白质膳食会导致骨质疏松吗？

前些年，有学者在膳食蛋白质对骨健康影响方面做过大量的研究，得出的主要结论是：膳食蛋白质的摄入可能对骨健康有害，尤其是动物性蛋白质。其机制为：膳食蛋白质富含含硫氨基酸——甲硫氨酸和半胱氨酸，这种氨基酸在肝脏氧化后生成硫酸，使血液 pH 值降低，继而引起骨溶解增加，尿钙丢失增多。近年来，由于实验技术和测量方法的改进，研究人员对骨形成速率、骨溶解速率、骨量以及钙稳态等方面进行无创性评估，在膳食蛋白质对骨健康的影响方面得出了与以前截然不同的结果。现有的研究结果表明，对各年龄段的人群而言，膳食中增加蛋白质摄入量并不会对骨健康产生有害影响，相反，会极大地促进骨健康。植物性蛋白

社区食品营养与安全

质可能对骨健康更有利。

● 膳食纤维是什么？ 它为什么是膳食中不可缺少的物质？ 怎样获取膳食纤维？

膳食纤维是复杂的多糖，是构成植物细胞壁的主要物质，包含纤维素、半纤维素、树脂、果胶及木质素等，是健康饮食不可缺少的。人体中不含纤维素酶和半纤维素酶，因此人体不能消化纤维素、半纤维素和木质素。但是，它们有促进胃肠蠕动的作用，有助于增加便量、通便、排便，同时有利于胆固醇的代谢。因为它们可以缩短粪便在肠道的停留时间，防止细菌的生长繁殖等，故有利于预防痔疮、肠癌等疾病。

膳食纤维可分为可溶性膳食纤维和不溶性膳食纤维两大类。可溶性膳食纤维对降低胆固醇比较有效，多存在于豆类及水果中；而不溶性膳食纤维则对预防结直肠癌具有功效，多存在于全谷类及一些多纤维的蔬菜中。

一般的消费者并不容易分辨什么是可溶性膳食纤维，什么是不溶性膳食纤维。因此，建议大家正确地选用膳食纤维的方式就是广泛摄取未经过加工的全谷类（如糙米、麦麸、燕麦、玉米）及其制品、水果（不包括过滤过的果汁）、粗纤维蔬菜（如竹笋、芹菜）及蔬菜的梗茎、未经加工的豆类（如黄豆、绿豆、红豆）等。

从上述食物中所获得的膳食纤维不但丰富，而且还无额外的负担。平时多注意自己的饮食内容，你会发现原来吃热门的高纤维饮食并非那么困难。

● 膳食纤维每日的摄入标准是多少？

1. 国际相关组织推荐的膳食纤维日摄入量

（1）美国防癌协会推荐标准：每人每天 30～40 克。

（2）欧洲共同体食品科学委员会推荐标准：每人每天
30 克。

（3）世界粮农组织建议正常人群摄入量：每人每天
27 克。

2. 中国营养学会提出的中国居民摄入膳食纤维的量及范围

（1）低能量饮食（1800 千卡，约 7531 千焦）为 25 克/天。

（2）中等能量饮食（2400 千卡，约 10042 千焦）为 30 克/天。

（3）高能量饮食（2800 千卡，约 11715 千焦）为 35 克/天。

● 何为抗性淀粉？ 有何作用？

淀粉可分为容易被人体消化的淀粉和不易被人体消化的淀粉两类，不易被人体胃肠消化的淀粉就叫做抗性淀粉。

世界粮农组织对其下的定义是：健康者小肠中不吸收的淀粉及其降解产物。抗性淀粉与膳食纤维一样，不像其他糖类那样易被肠道消化吸收，不能分解为葡萄糖，而是在大肠中被生理性细菌发酵，产生短链脂肪酸与气体，刺激有益菌生长。

抗性淀粉主要有以下几点优势：

（1）抗性淀粉可抵抗酶的分解，在体内释放葡萄糖缓慢，具有较低的胰岛素反应，可控制血糖平衡，减少饥饿

社区食品营养与安全

感，特别适宜糖尿病病人食用。

（2）抗性淀粉具有不溶性膳食纤维的功能，食后可增加排便量，减少便秘，减少结直肠癌的危险。

（3）抗性淀粉可减少血清胆固醇和三酰甘油（甘油三酯）的量，因食用抗性淀粉后排泄物中胆固醇和三酰甘油的量增加，因而具有一定的减肥作用。

日常食物中的马铃薯（土豆）、香蕉、青豆、玉米、面粉等含丰富的抗性淀粉。但抗性淀粉受加工工艺的影响，比如生马铃薯抗性淀粉含量高达 75%，而煮熟了的马铃薯仅含 3%，一旦冷却又增加到 12%。再如红薯，生红薯内含抗性淀粉 50%～60%，而熟红薯降至 7%。

为了增加抗性淀粉的摄入，可采取几点策略：①增加富含抗性淀粉成分的食物，如马铃薯、香蕉、玉米、面粉等在食谱中的比例；②能够生吃的食物尽量生吃，如香蕉、红薯等；③剩米饭或熟马铃薯凉了后再吃，但对消化功能不好者不适宜。

● 糖类的供给量多少为宜？

糖类（碳水化合物）的供给量根据工作性质、劳动强度、饮食习惯、生活水平和性别而定。一般认为由糖类所提供的热量应占总热量的 55%～65%。成年人每日每公斤体重需 4～6 克，但纯糖（指单糖、双糖）不得超过总糖供给量的 5%。由于肝脏可利用糖类合成脂肪和三酰甘油等，过多的能量和糖类的摄入可引起肥胖和血脂升高。一般成年人每天摄取 250～400 克谷类食品即可满足。

● 植物化学物质是什么？ 有何作用？

在众多植物性食物中，除了含有已明确为营养素的成分外，还含有许多其他成分，其中一些已被发现具有一定的生物活性，可在预防心血管疾病和癌症等慢性病中发挥有益作用，这些成分统称为植物化学物质。实验证明，十字花科植物含有异硫氰酸盐，可以预防由多种致癌物质诱发的癌症。流行病学调查也发现，经常食用西兰花、卷心菜等十字花科植物的居民，胃癌、食管癌及肺癌的发病率低。几乎所有植物性食物都含有黄酮类化合物，大量研究结果表明，黄酮类化合物有抗氧化、抗过敏、消炎等作用，有利于高血压等慢性病的预防。随着科学的发展，新植物化学物质及其生物活性还将不断被发现。因此，只有摄取多样化的膳食，才能获得更多对健康有益的植物化学物质。

● 吃多少油合适？

油脂对人体健康来说是很重要的，它可以提供人体必需的脂肪酸、脂溶性维生素，增加饱腹感和改善食物感官性状。

那么是不是吃得越多越好呢？绝对不是！因为过多地摄入三酰甘油，会使人血脂高、肥胖，从而引发心血管疾病、糖尿病等。所以，什么事都要有个"度"。那么吃油的"度"怎么把握呢？一般说来，成年人每天油脂摄入量每公斤体重维持1～1.5克就可以了。比如一个体重为60公斤的人，每天需要油脂60～90克，按人们习惯的说法，有1.2两到

社区食品营养与安全

1.8 两就足够了。少了营养不够，长期食用过多容易肥胖。食物中脂肪的绝大部分来源于动物性食物、豆类、坚果和烹调油。目前，我国城乡居民每天从前三种食物中摄入的脂肪一般已经接近 40 克，每天烹调油以不超过 25 克为宜。活动量大或劳动强度大的人群的需要量可以接近上限。

● 大豆有哪些营养特点？

（1）大豆及其制品，因其蛋白质的必需氨基酸组成与动物性蛋白质相似，故其蛋白质生物价较高，且蛋白质的含量高达 40% 左右。用大豆蛋白质可制成与动物肉色、香、味、形十分相似的食品，口感（咬劲）也与动物肉相差不多。这类制品有"素鸡"、"素鸭"等，所以人们常把大豆称为植物肉。

（2）大豆中的脂肪含有多种人体所必需的不饱和脂肪酸，亚油酸含量最丰富，不含胆固醇。

（3）大豆是矿物质钙、磷、钾，以及微量元素铜、铁、锌的良好来源，维生素含量亦较多。

● 大豆食品怎样搭配营养价值更高？

营养学家发现，大豆与其他食品科学搭配食用，更能提高其营养保健价值。大豆与玉米、大米混吃的营养价值高。将 20% 的大豆与 40% 的玉米和 40% 的大米混合在一起，磨成粉，用其熬成粥或制成各类食品，其蛋白质的生物价就可提高到 73 左右，几乎可与猪肉媲美。

● 蔬菜有何营养特点？

蔬菜的种类繁多，包括植物的叶、茎、花苔、茄果，以及鲜豆、食用菌藻等，不同品种所含营养成分不尽相同甚至相差很大。红、黄、绿等深色蔬菜中维生素含量超过浅色蔬菜和一般水果。它们是胡萝卜素、维生素 B_1、维生素 B_2、维生素 C、叶酸、矿物质（钙、磷、钾、镁、铁）、膳食纤维和天然抗氧化物质的主要或重要来源。

● 水果有何营养特点？

水果是铜、铁、钙、磷、锰等矿物质的良好来源，并能提供丰富的维生素 C 和胡萝卜素。此外，水果中所含的有机酸、果胶和酶等是蔬菜所不及的，可刺激胃肠蠕动和消化腺分泌，增进食欲，帮助消化和排便。

关键的是水果一般都是直接食用，不用加工，因此营养素的损失很少，特别是水溶性维生素（如维生素 C 等），对维持健康具有重要意义。

● 豆浆和豆奶是一回事吗？

豆浆和豆奶不是一回事。豆浆是大豆经过精选、清洗、浸泡、磨浆、滤浆、煮浆，加工制成的初级豆制品，也可称为中间产品。豆奶是通过现代科学技术和设备，用工业化生产出的豆浆深加工的豆制品。在豆乳中再加一定量的奶，称之为豆奶。豆奶有"人造乳"之称，其营养成分丰富。豆奶色、香、味俱佳，经调味后，可有各种口味的豆奶，不但营

社区食品营养与安全

养丰富，而且营养素组成合理，可用工业化生产，有通用的标准。豆浆口感粗糙，有豆腥味，口味比较单一，其营养素也仅限于大豆本身所具有的。

● 什么是营养性贫血？

贫血是最常见的营养缺乏病之一，发病的主要原因是饮食中缺少造血原料。其中，由于缺乏微量元素铁所引起的贫血，称为缺铁性贫血；由于缺乏叶酸和维生素 B_{12} 引起的贫血，称为巨幼红细胞性贫血。这两种贫血统称为营养性贫血。

在营养性贫血中，缺铁性贫血占 65%～75%，是最常见的一种贫血，也是世界上四大营养缺乏病之一。

● 如何通过饮食来预防贫血？

为了预防贫血，平时应多吃含铁丰富的食物，特别是动物性食物，如瘦肉、猪肝、动物血。它们不但含铁丰富，而且还容易吸收。植物性食物一般含铁量较低，吸收较差。

另外，要注意饮食的合理搭配，如餐后适当吃些水果，水果中含有丰富的维生素 C 和果酸，能促进铁的吸收。而餐后饮用浓茶，则因铁与茶中的单宁（鞣酸）结合生成沉淀，影响铁的吸收。另外，用铁锅烹调食物，对预防贫血大有益处。

叶酸和维生素 B_{12} 也是造血必不可少的物质。新鲜的绿色蔬菜、水果、瓜类、豆类及肉食中，含有丰富的叶酸；肉类及肝、肾、心等内脏中，含有丰富的维生素 B_{12}。但是，经高温烹调后，可使 50% 以上的叶酸和 10%～30% 的维生素 B_{12} 遭到破坏。

动物肝脏中既含有丰富的铁和维生素 A，也有较丰富的叶酸。维生素 A 对铁的吸收及利用有一定帮助，每周吃一次肝对预防贫血是有好处的。

总之，生活中既要注意饮食多样化，又要讲究烹饪技术，尽量避免过度蒸煮食物。

● 何谓酸性食物和碱性食物？

粮食、豆、肉、鱼、蛋等含蛋白质多的食物，由于含硫、磷等元素较多，在人体内转化后，最终产物多数呈酸性，故称之为酸性食物。

蔬菜和水果，由于含矿物质如钙、钾、钠、镁等丰富，在人体内的最终产物呈碱性，故称之为碱性食物。

● 可以通过摄入不同酸碱性食物来改变体液的酸碱性吗？

人体体液中，所有的基础体液都处于弱碱性，pH 值都大于 7.0。血液的 pH 值为 7.35～7.45，而大多数分泌液也处于弱碱性水平。如果将人体所有的体液混合在一起，其平均 pH 值为 7.30～7.35。人类赖以繁衍后代的精液和宫颈液的 pH 值更高达 7.5～9.0。

机体内酸的主要来源：①二氧化碳（CO_2），它与水（H_2O）结合形成碳酸（H_2CO_3）；②含硫、磷丰富的营养物质（主要是肉类食物），在体内氧化分解产生的无机酸

（硫酸和磷酸）；③营养物质在体内氧化分解产生的代谢中间产物——一些有机酸，如脂肪分解产生的脂肪酸，肌肉运动时产生的乳酸等。

机体内碱的主要来源：①主要是蔬菜、水果中的有机酸盐（如苹果酸盐、柠檬酸盐、草酸盐等）在体内氧化产生的碱性物质；②氨基酸脱氨基产生的氨（NH_3）。

从以上内容可以看出，体内酸的产生远远大于碱的生成。而恒定的酸碱度对人体健康具有重要意义。因此，酸碱平衡的调节主要是维持体内的弱碱性环境。

机体通过三条途径维持体内的酸碱平衡：①通过血液的缓冲系统；②通过肺的呼吸，控制二氧化碳的排出量；③肾脏的排酸（H^+）、保碱（$NaHCO_3$）作用，这也是最重要的一条途径。

一般人只要呼吸功能和肾功能正常，就能维持酸碱平衡。所以，通过进食碱性食物来改变体内酸碱平衡是不可能的。鼓励大家多吃碱性食物（蔬菜、水果）对健康有好处，不是因为多吃它们可以维持体内酸碱平衡，而是因为蔬菜、水果具有丰富的、对维持人体健康具有重要作用的维生素、矿物质、膳食纤维和植物化学物质等。

● 为什么牛奶营养最丰富？

牛奶是最接近完善的食物，它几乎含有人体生长和保持健康的全部营养。牛奶中含丰富的优质蛋白，其蛋白质中含人体所必需的全部必需氨基酸，并且人体对牛奶的消化率非常高。牛奶中各种维生素含量极为丰富。这些维生素不仅可以补充膳食结构以植物性食物为主而导致的维生素缺乏，而且可以促进钙、磷、铁等矿物质的吸收。牛奶含有人体所需的矿物质，其中最主要的有钙、钠、钾、镁等。牛奶中钙的含量极为丰富，每升牛奶可提供约 1000 毫克的钙，其含量不仅在许多食品之上，而且人体对牛奶中钙的吸收也在众多食品之上。特别是牛奶中的乳清酸，能降低血清胆固醇，保证人类机体的健康。

● 我们还能饮牛奶吗？

牛奶是人类重要的食品之一，富含蛋白质、维生素、钙及其他人类所需的营养素，具有很高的营养价值，备受人们青睐。各个国家都鼓励人民消费牛奶及乳制品，世界卫生组织把乳制品人均消费量列为衡量一个国家人民生活水平的主要指标之一。目前全球年人均牛奶消费量约为 100 千克。我国乳品消费在不断增长，2000 年我国液态奶年人均消费量为 2 千克，到 2009 年上升至 28 千克。

近年来随着对环境雌激素研究的深入，牛奶中的雌激素问题越来越引起人们的关注。牛奶营养丰富，但有资料显示现代牛奶中雌激素、胰岛素样生长因子 -1（IGF-1）和 5α-孕甾二酮含量增加，可能与一些激素相关性疾病如乳腺、卵巢和前列腺肿瘤等的发生有关。虽然目前各国政府对牛奶中的雌激素标准没有明确的规定，但现代牛奶中雌激素水平及人类长期饮用牛奶是否会对人体健康产生不利影响，正越来越受到学术界的关注。

然而，牛奶中还含有许多抗癌物质，如共轭亚油酸

社区食品营养与安全

（CLA）、IM－94 小分子白蛋白（一种肿瘤抑制因子）、维生素 A、维生素 B_2 等。因此，牛奶中即使含有"致癌物"，但它们的量太小，人们也不会超量摄取这些"致癌物"。因此，牛奶的抗癌作用完全可以抵消那些还不能确定的"致癌风险"。何况人们食用牛奶是全面吸收牛奶中的所有物质，自然牛奶还是能饮的。

喝牛奶不会引起高血脂和发胖。一般情况下引起高血脂及发胖的主要因素有遗传因素、高热量摄入、不良生活习惯及缺乏运动等。成年人一般每日需要 10000 千焦的热量，而一袋（250 毫升）牛奶中只含有 720 千焦的热量，只为人体提供了 7% 左右的热量，其中只有 50% 的热量是由乳脂肪提供的。而乳脂肪为短链和中链脂肪酸，极易消化分解，很难在体内沉积。另外，牛奶中还含有抑制胆固醇合成的低分子化合物，牛奶中乳清酸可改善脂肪代谢，牛奶中丰富的钙质也可以减少胆固醇的吸收。牛奶中这些成分的协调作用不仅不会使血脂升高，相反有降低血脂的作用。酸奶的这种作用更为明显。

● 只用豆奶喂养婴儿可以吗？

豆奶是以豆类为主要原料制成的。目前，市场上出售的豆奶品种多、价格适宜、食用方便，因而很受消费者欢迎。据分析，豆奶含有丰富的营养成分，特别是含有丰富的蛋白质以及较多的微量元素镁，还含有维生素 B_1、维生素 B_2

（左侧竖排）社区食品营养与安全

等，的确是一种较好的营养食品。

但是，豆奶所含的蛋白质主要是植物性蛋白质，而且豆奶中含铝也比较多。婴儿长期喝豆奶，可使体内铝增多，影响大脑发育。而牛奶中含有较多的钙、磷等矿物质及其他营养成分，有益于儿童的生长发育。因此，喂养婴儿还是以牛奶为好，特别是 4 个月以下的婴儿，更不宜单独用豆奶喂养，豆奶只可作为补充食品。如因某种原因一时无牛奶，而必须以豆奶喂养时，则需注意适时添加鱼肝油、蛋黄、鲜果汁、菜水等食品，以满足婴儿对各种营养物质的需要。

● 哪些食物有助于开发儿童智力？

第一，脂类食物是儿童智力的物质基础。富含"记忆素"乙酰胆碱的食物有动物的肝、脑，蛋黄，鱼类和大豆等。

第二，蛋白质是儿童智力的源泉。富含优质蛋白质的食物主要有肉类、蛋类、鱼类、奶类和豆类。但是考虑到对蛋白质的消化率和利用率等因素，学龄儿童以奶类、蛋类和鱼类蛋白质为首选。

第三，糖类是儿童智力的能源。含糖类的食物除面粉、米饭外，对儿童来说，适当吃些糖果等甜食还是有益的，但不宜多食。

第四，维生素是儿童智力的强化剂。在常见食品中，富含维生素 E 的有玉米油、棉籽油、鱼油及莴苣叶和柑橘皮；富含维生素 B_1 的有谷物皮、豆类、芹菜、瘦肉、动物内脏、发酵食品；富含维生素 A 或 β - 胡萝卜素（在体内可转化为维生素 A）的有动物肝脏、胡萝卜；富含烟酸（维生素 PP）的有谷类、花生、酵母、动物肝和脑。

第五，矿物质是儿童智力的催化剂。对学龄儿童智力起着催化作用的有铁、锌、铜、硒、钙等。其中，铁是大脑需氧的运输车辆，含铁较多的食物有菠菜、瘦肉、蛋黄、动物肝等；锌是大脑思维的火花（是 60 多种酶的激活剂），含锌较多的食物有鱼类，肉类，动物肝、肾等；铜是大脑动作的调剂员，含铜较多的食物有动物肝、肾，鱼，虾，蛤蜊；硒是大脑的安全卫士，含硒较多的食物有小麦、玉米、大白菜、南瓜、大蒜和海产品；钙使大脑思维敏捷，含钙丰富的食物有牛奶、蛋黄、豆制品和海产品等。另外，铬、钴等对大脑神经的兴奋与抑制也起着重要作用。

● 怎样吃使孩子更聪明？

（1）多吃鱼、蛋黄、虾皮、紫菜、海带、瘦肉。

（2）每周吃一次动物内脏，如猪肝或动物脑。

（3）每天吃富含维生素 C 的水果，如橘子、大枣等，以及富含锌的苹果。

（4）每天吃豆类或豆制品。

（5）每周吃蘑菇 1 次或 2 次。

（6）多吃香蕉、胡萝卜、菠菜。

（7）多吃牛奶，最好是含牛磺酸的儿童专用配方奶，而不是麦乳精类。

● 吃粗纤维食物对孩子长牙有利吗？

孩子在吃粗纤维食物时，需反复咀嚼后才能吞下去，而细细咀嚼有利于牙齿发育和预防牙病。

现在生活水平提高了，孩子吃的东西愈来愈高档，愈来愈精细。像白菜、萝卜、芹菜、韭菜之类的蔬菜反而吃得少了。而这些蔬菜恰恰是粗纤维食品。多吃粗纤维食品在孩子恒牙萌生之前尤为重要。孩子到了换牙期，可以多吃像甘蔗、五香豆等粗硬的食物。同时要教育孩子用两侧磨牙一起咀嚼，不要只用一侧咀嚼，不然会引起牙排列不齐和面部不对称，以至于影响孩子的容貌和语言、呼吸、咀嚼等功能。

● 儿童吃山楂是否越多越好？

山楂能促进胃液分泌而帮助消化，是常用的一味"消食药"。然而，营养专家发现，儿童吃过多的山楂不利于健康。尤其是目前市场上出售的山楂片含有大量的糖分，儿童吃得过多，会吃进较多的糖，这些糖经消化吸收后使儿童的血糖保持在较高的水平。如果这种较高的血糖水平维持到吃饭时间，则使儿童没有饥饿感，影响进食。由于山楂提供的营养单一，长期大量食用会导致儿童营养不良、贫血等。中医学认为，山楂只消不补，脾胃虚弱者不宜多食。

● 夏季孩子吃哪些蔬菜最适宜？

（1）瓜类蔬菜。蔬菜中的水分是经过多层生物膜过滤的天然、洁净、营养且具有生物活性的水，是饮用水所无法替

社区食品营养与安全

代的。瓜类蔬菜的共同特点是含水量在 90％以上。冬瓜含水量居众菜之冠，高达 96％；其次是黄瓜、金瓜、丝瓜、佛手瓜、南瓜等。夏季正是瓜类蔬菜的上市旺季，价格又便宜，建议多吃。

（2）凉性蔬菜。进入夏季后，对人体影响最重要的因素是暑湿之毒，所以吃些凉性蔬菜，有利于生津止渴、清热去火、排毒通便。苦瓜、丝瓜、黄瓜、番茄、茄子、芹菜、生菜、芦笋、绿色豆芽菜（豆瓣菜）等都属于凉性蔬菜，不妨经常吃。

（3）"杀菌"蔬菜。夏季是疾病尤其是肠道传染病多发季节，这时多吃些"杀菌"蔬菜，可起到预防疾病的作用。这类蔬菜包括大蒜、洋葱、韭菜、香葱、蒜苗等。

● **妨碍青少年发育的饮食习惯有哪些?**

（1）吃饭不定时定量。青少年经常饮食不定，吃饭时常因食欲不佳而吃得较少，或因饥饿过度而狼吞虎咽，这些做法都容易引起胃病。

（2）偏食。青少年特别需要蛋白质、钙及铁，偏食往往会导致营养不均衡，进而影响其正常发育，尤其缺少铁容易造成贫血。

（3）吃高糖、高盐、高脂肪的食物。青少年吃含糖分过多的食物容易发胖，影响活动力及智力；吃太咸的食物容易引起高血压；吃高胆固醇及高脂肪食物则对心脏不利。

（4）迷恋快餐食品。快餐食品往往色好味香，很受青少年喜爱。但是，这些食品大都高热量、高脂肪而少纤维，常吃会引起营养不均衡，影响青少年的生长发育。青少年应注意选择含丰富蛋白质的食物，如肉和鱼类；保证每餐都要吃米饭或面食，以补充糖类物质；还要吃足量的水果和蔬菜，以补充维生素和纤维素。

（5）滥服补药。其实只要平时注意进行适量的运动，遵守良好的作息时间，合理安排好营养丰富且均衡的饮食（早餐的营养更是要保证），就能保证青少年健康发育、成长。在特殊情况下需进补维生素时，应在医生指导下服用。大可不必浪费金钱追求其他所谓的"健康补品"。它们可能不能补身体反而对身体有害。

● **什么是保健食品？**

保健食品即功能性食品。我国保健食品管理办法中将其定义为："具有特定保健功能的食品"，而不是药品；"适用于特定人群食用"，而不是适宜于多种人群食用的一般食品；"不以治疗疾病为目的，而具有调节机体的功能"。对保健食品的基本要求，首先是安全（因长期食用），其次是有效。

● **何为强化食品？**

强化食品是为了提高食品营养价值而加入天然或人工合成营养成分的食品。加入的营养成分必须是自然界中存在及人体需要的，常见的有氨基酸、维生素及微量元素。

社区食品营养与安全

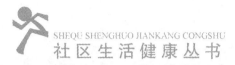

食品选择篇

　　人体每天都需要从体外获取所需要的六大类营养素和生物活性物质，才能保证身体健康，而这些营养素和生物活性物质都是通过摄入食品获取的。因此，怎样选择食品不是一个简单的采购问题，它直接关系到使用者的健康。本篇简单介绍一些食品的选购常识，以提高读者购买健康食品的意识。

● 什么是食品标签?

食品标签是指预包装食品容器上的文字、图形、符号，以及一切说明。预包装食品是指预先包装于容器中，以备交付给消费者的食品。标签的基本内容包括：食品名称、配料表、净含量及固形物含量、厂名、批号、日期标志等。它是对食品质量特性、安全特性、食用或饮用说明的描述。食品标签的所有内容，不得以错误的、易引起误解的或欺骗性的方式描述或介绍食品，也不得以直接或间接暗示性的语言、图形、符号导致消费者将食品或食品的某一性质与另一产品混淆。此外，食品标签的所有内容，必须通俗易懂、准确、科学。食品标签是依法保护消费者合法权益的重要途径。

● 什么是营养标签?

营养标签是指预包装食品标签上向消费者提供食品营养信息和特性的说明，包括营养成分表、营养声称和营养成分功能声称。营养标签是预包装食品标签的一部分。

《预包装食品营养标签通则》规定，预包装食品应当在标签上强制标示四种营养成分和能量（"4+1"）含量值及其占营养素参考值（NRV）百分比，"4"是指核心营养素，即蛋白质、脂肪、糖类（碳水化合物）、钠，"1"是指能量。如食品配料含有或生产过程中使用了氢化油脂或部分氢化油脂，应当标示反式脂肪（酸）含量。本标准还对其他营养成分标示、营养声称和营养成分功能声称等作出了具体规定。食品安全国家标准——《预包装食品营养标签通则》（GB

社区食品营养与安全

28050—2011）将于 2013 年 1 月 1 日起实施。

以下是营养标签中需要了解的几个概念。

营养素参考值（NRV，表 1）：是"中国食品标签营养素参考值"的简称，是专用于食品营养标签，比较食品营养成分含量多少的参考值，是消费者选择食品时的一种营养参照尺度。营养素参考值主要依据我国居民膳食营养素推荐摄入量（RNI）和适宜摄入量（AI）而制定。营养标签中营养成分标示一般是以每 100 克（毫升）和/或每份食品中的含量数值标示，并同时标示所含营养成分占营养素参考值的百分比。

NRV 可以帮助消费者避免过食营养素。假如自己今日的能量已经接近 NRV 最高量，就要控制能量的摄入。同理，每日蛋白质、脂肪、饱和脂肪酸、糖类、钠的摄入量亦可以参考 NRV 数据。不过，个体对营养素的需求根据性别、体重、年龄、体育活动而有所不同。通常，对钠和膳食纤维的需求量，男女基本相同；对其他营养素的需求量，男性较女性相对多一些。NRV 是指导正常成年人保持健康体重和正常活动的标准（即您不需要减肥或增重）。

营养声称：对食品营养特性的描述和声明，如能量水平、蛋白质含量水平。营养声称包括含量声称和比较声称。

含量声称：描述食品中能量或营养成分含量水平的声称。声称用语包括"含有"、"高"、"低"或"无"等。

比较声称：与消费者熟知的同类食品的营养成分含量或能量值进行比较以后的声称。声称用语包括"增加"或"减少"等。

社区生活健康丛书

社区食品营养与安全

营养成分功能声称：某营养成分可以维持人体正常生长、发育和正常生理功能等作用的声称。

表1 营养素参考值（NRV）

营养成分	NRV	营养成分	NRV
能量	8400 千焦	泛酸	5 毫克
蛋白质	60 克	生物素	30 微克
脂肪	<60 克	胆碱	450 毫克
饱和脂肪酸	<20 克	钙	800 毫克
胆固醇	<300 毫克	磷	700 毫克
糖类（碳水化合物）	300 克	钾	2000 毫克
膳食纤维	25 克	钠	2000 毫克
维生素 A	800 微克（RE）	镁	300 毫克
维生素 D	5 微克	铁	15 毫克
维生素 E	14 毫克（α-TE）	锌	15 毫克
维生素 K	80 微克	碘	150 微克
维生素 B_1	1.4 毫克	硒	50 微克
维生素 B_2	1.4 毫克	铜	1.5 毫克
维生素 B_6	1.4 毫克	氟	1 毫克
维生素 B_{12}	2.4 微克	铬	50 微克
维生素 C	100 毫克	锰	3 毫克
烟酸	14 毫克	钼	40 微克
叶酸	400 微克（DFE）		

社区食品营养与安全

● 如何看食品标签？

（1）看标签的内容是否齐全。所有食品生产者，都必须按照《国家预包装食品标签通则》正确地标注各项内容。

（2）看标签是否完整。食品标签不得与包装容器分开。食品标签的一切内容，不得在流通环节中变得模糊甚至脱落，必须保证消费者购买和食用时醒目、易于辨认和识读。

（3）看标签是否规范。食品标签所用文字必须是规范的汉字。可以同时使用汉语拼音，但必须拼写正确，并且不得大于相应的汉字。可以同时使用少数民族文字或外文，但必须与汉字有严密的对应关系，外文不得大于相应的汉字。食品名称必须在标签的醒目位置，且与净含量排在同一视野内。

（4）看标签的内容是否真实。食品标签的所有内容，不得以错误的、容易引起误解或欺骗性的方式描述或介绍食品。"错误的"：是指食品标签的设计者由于疏忽或知识的原因在标签上出现的差错。例如，将配料表误标成成分表。

● 知道怎样利用食品标签选购食品吗？

（1）从食品标签上标明的食品名称区别食品的内涵和质量特征。

（2）从配料表或成分表上识别食品的内在质量及特殊效用。

（3）从净含量或固形物含量上识别食品的数量及价值。

（4）从生产日期和保质期上识别食品的新鲜程度。

(5) 利用标签的其他内容指导购买。

● 食品包装上的 QS 符号是什么意思?

QS 这一符号最初是英文 Quality Safety(质量安全)的缩写,表示质量安全。获得食品质量安全生产许可证的企业,其生产加工的食品经出厂检验合格的,在出厂销售之前,必须在最小销售单元的食品包装上标注由国家统一制定的食品质量安全生产许可证编号并加印或者加贴食品质量安全市场准入标志"QS"。2010 年开始,企业食品生产许可证标志以"企业食品生产许可"的拼音"Qiyeshipin Shengchanxuke"的缩写"QS"表示,并标注"生产许可"中文字样。与原有的英文缩写 QS(quality safety,质量安全)表达的意思有所不同。食品生产许可证号的格式是:QS 加 12 位流水号,并且食品还有专用标识——QS 标识,是一个长方形的白底里有个变形蓝 Q 字,并在 Q 上加白色的 S,QS 下面有生产许可(或质量安全)四个字。

看看自己家的酱油、醋、盐等食品的包装或标签上都有食品专用的标识,并且还有食品生产许可证号:QS 加 12 位流水号。

● 饮料酒的标签应注意什么问题?

饮料酒是指供人们饮用的、乙醇含量为 $0.5\% \sim 60.0\%$ (V/V)的饮料,包括发酵酒、蒸馏酒及配制酒。

饮料酒标签与普通食品标签要求的不同之处在于:饮料酒的标签上必须标明酒精度、原汁量和产品类型或糖度。

社区食品营养与安全

酒精度的标注方式为：啤酒为 $X\%$（m/m）或换算为 $X\%$（V/V）表示，其他酒均以 $X\%$（V/V）表示。

原汁量的标注方式因酒而异：啤酒须标注原麦汁浓度，如"12度啤酒"；果酒（包括葡萄酒）须标注原果汁含量，如"苹果（50%）"，表示含有 50% 的苹果汁。

产品类型：果酒（葡萄酒）和黄酒须标注类型或糖度。例如，葡萄酒，类型：半干白；糖度：70克每升。配制酒中的露酒须标注糖度。白酒须标注香型。

● 食品保质期和保存期的区别是什么？

保质期（最佳食用期）是指在标签上规定的条件下，保持食品质量（品质）的期限。在此期限，食品完全适于销售，并符合标签上或产品标准中所规定的质量（品质）；超过此期限，在一定时间内食品仍然是可以吃的。

保存期（推荐的最终食用期）是指在标签上规定的条件下，食品可以吃的最终日期；超过此期限，产品质量（品质）可能发生变化，食品不再适于销售和吃了。

千万不要购买超过保存期的食品。过了保质期的食品未必不能吃，但过了保存期的食品就一定不能吃了！消费者在购买食品时，要特别注意食品标签上的保质期或保存期。

● 临近保质期的食品能食用吗？

通常我们到超市买东西，一般都会尽量避免买临近保质期的食品。但目前，许多大中型商场超市已开始逐步设立打折促销临近保质期食品专区。食品打折促销无疑让消费者得

社区生活健康丛书

社区食品营养与安全

到了实惠，对消费者还是有吸引力的；但琳琅满目的快过期食品是否存在健康隐患呢？快过期的食品能不能吃？要回答这个问题，首先我们要把这个"期"弄清楚（见上条）。一般按照规定贮存的条件保存的、在保质期内的食品是可以食用的。但在购买这类食品时要注意以下几点：

（1）注意外包装要完整。另外，一些厂家可能会将已过期的食品"翻新"后重新打印保质日期，这要求我们提高警惕，如果发现标签上的日期模糊，最好不要购买。

（2）快过期的食品安全指数相对较低，在选购前要考虑自己能否在保质期内把食物吃掉，不要贪图便宜而大量购买。

（3）开封后的食品要尽快吃。一般来说，开封后食品的环境和保存条件已经发生变化，不能以保质期为限来食用，且长时间放置容易腐败，建议开封后立即食用。但自从有了冰箱，大家都觉得食物开封后就算吃不完，放冰箱冻着也不怕坏，而且，想吃的时候随时拿出来吃都行，甚至有的人认为冰箱有延长保质期的作用。其实，冰箱并不是万能的。它不能把细菌杀死，只是低温的条件下，细菌活动会变得不活跃，处于一种"休眠"状态。可一旦接触空气，细菌就会大量繁殖，所以从冰箱取出来的食物要尽快食用。另外，即使是在冰箱里食品的理化反应仍然在进行，这对食品的质量会有影响。所以，在冰箱里保存食品也是有时间限制的。

在食用前还要具体看食品的特征，如色、香、味、形有没有改变，如有改变，就应该放弃食用。

社区食品营养与安全

● 如何识别常见食品的优劣？

面粉：合格的面粉在自然光下呈微黄色或白色，颗粒均匀，无异常气味。不合格的面粉色灰暗，颗粒不均匀，有异味，手捏后结块不松散。

大米：合格的大米颗粒饱满、表面有光泽，断面呈半透明、白色。劣质大米颗粒不充实、瘦小，表面无光泽，断面呈灰白色或黑色。

植物油：优质植物油清澈透明，味香。劣质植物油颜色暗深，不透明，浑浊，有时有杂物。

猪肉：优质猪肉表面有光泽，瘦肉红色均匀，脂肪为白色，表面清洁不发黏，有正常香气，手压后无凹陷。劣质猪肉表面或过度干燥或湿润发黏，切面可吸水，颜色发暗，手压后凹陷不还原。

酱油：优质酱油清澈透明，无浑浊。劣质酱油倒置后底部有浑浊，壁有黏附现象，有杂物。

香醋：优质香醋色泽红，有正常香气及酸味。劣质香醋色浅，有异味或沉淀物。

● 如何避免选择残留农药的水果和蔬菜？

我们的生活离不开水果和蔬菜，为降低吃入残留农药的水果、蔬菜的概率，可采用以下方法避免选择残留农药的水果和蔬菜：

（1）尽量选购时令盛产的水果和蔬菜。

（2）可选购含农药概率较少的水果和蔬菜，如具有特殊气味的洋葱、大蒜；对病虫害抵抗力较强的龙须菜；需去皮才可食用的马铃薯、红薯、冬瓜、萝卜，或有套袋的水果、蔬菜。

（3）在自然灾害或节庆日前后，应避免抢购水果和蔬菜，以防止果农、菜农为抢收水果和蔬菜，加重农药喷洒剂量。

（4）勿偏食某些特定的水果和蔬菜。

（5）可选购市面上信誉良好的水果、蔬菜加工品（如罐装及腌渍水果、蔬菜等）或冷冻蔬菜，因为上述水果、蔬菜在加工过程中已除去大部分农药。

（6）当发现水果、蔬菜表面有药斑，或有不正常、刺鼻的化学药剂味道时，表示可能残留有农药，应避免选购。

（7）对于连续性采收（可长期而连续多次采收）的农作物，如韭菜花、菜豆、豌豆、小黄瓜、芥蓝菜等，菜农会多次喷洒农药；外表不平或多细毛的水果，如草莓、猕猴桃等，比较容易沾染农药。选购这些水果、蔬菜时要特别小心。

（8）有条件者建议自种水果和蔬菜。注意合理使用农药，认真阅读农药的说明书，特别注意使用农药后可采摘的时间。

● 选择水果和蔬菜的常用方法有哪些？

在现代人的日常食谱中，蔬菜和水果已经成为最重要、最基本的食物种类。我们该怎样来选择新鲜的蔬菜和水果呢？

番茄：果蒂硬挺且四周仍呈绿色的番茄才是新鲜货。

黄瓜：刚采收的小黄瓜表面一摸有刺；新鲜的黄瓜应有光泽；前端的茎部切口需感觉嫩绿，才是新鲜的。

卷心菜：又名洋白菜、莲花白，叶子绿色带光泽，且颇具重量感的才新鲜。切开的卷心菜，切口白嫩表示新鲜度良好。

茄子：呈深黑紫色，具有光泽，且蒂头带有硬刺的茄子最新鲜；反之呈褐色或有伤口的茄子不宜选购。若茄子的蒂头盖住了果实，表示尚未成熟。用刀切茄子如刀口变色，只要泡在水中即可恢复原有色泽并保持鲜嫩。

香菇：菇伞为鲜嫩的茶褐色，肉质具有弹性，才是新鲜的香菇。刚采的香菇，背面皱褶覆有白膜状的东西；若此处呈现出茶色斑点，表示不太新鲜。

菠萝：首先要看表皮颜色，呈青黑色，有光泽，且浑圆饱满者最新鲜。若叶片呈深绿色，表示日照良好，甜度高，汁液多。泛出香味，用力按压有柔软感的菠萝最为可口。新鲜菠萝切开后应在盐水中浸泡半小时左右再食用。

草莓：新鲜草莓的果蒂鲜嫩，呈深绿色。成熟的草莓，果蒂四周均呈鲜红色。若果实还残留白色部分，表示尚未成熟。

苹果：若底部泛出青色，表示尚未成熟。敲敲看，如声音不脆，表示不新鲜。

香蕉：表皮有许多黑色小斑点，且颜色呈深黄色的香蕉最可口。若表皮为青色，毫无斑点，虽然新鲜但尚未成熟。若表皮色泽鲜黄，轻压果肉较硬，闻着有硫磺味的，可能是

社区生活健康丛书

社区食品营养与安全

被硫磺熏过的尚未成熟的香蕉。

● 生病吃什么水果适宜？

夏季是吃水果的黄金季节。水果不仅含有大量纤维素，而且还有许多维生素，所以，吃水果对身体很有好处。然而，不能因为它们对身体有益，就毫无顾忌地吃。

身体正常的人每天吃水果的数量，最好控制在两个或三个，吃得太多，不一定会对身体有好处。

如果是病人，可对症而有选择性地吃一些水果；否则，会事与愿违。

（1）肥胖：那些正在减肥的人吃水果要有选择，最好少吃苹果、葡萄和提子。市场上水果的种类很多，它们的营养组合也各不相同，所以，吃水果也要做到心中有数。

（2）腹泻：宜吃葡萄、石榴、苹果、杨梅等具有收敛作用的水果；不宜吃香蕉、梨、西瓜等偏寒、润肠通便的水果，因吃后易致大便溏泻，加重病情。

（3）便秘、痔疮：宜吃香蕉、梨、桃、柑橘，以利润肠通便；不宜吃柿子、山楂、苹果、莲子等，因为这些水果中含单宁（鞣酸）较多，有涩肠止泻作用，吃后可加重便秘，进而加重痔疮。

（4）溃疡、胃酸过多：不宜吃酸梨、柠檬、杨梅、青梅、李子等含酸较高的水果，这些水果不利于溃疡愈合，也可能增高胃酸而加重病症。

（5）积食、哮喘：不宜吃枣子等易生痰、助热、有碍脾胃消化的水果。

社区食品营养与安全

（6）贫血：不宜吃柿子等水果，因其含较多的单宁，后者极易与铁结合，阻碍机体对铁的吸收，且还能引起便秘。

（7）糖尿病：宜吃富含果胶，能改变胰岛素分泌量，具有降低血糖作用的菠萝、杨梅、樱桃等水果；不宜吃含糖分较高的枣子、葡萄、香蕉、苹果、梨、无花果、荔枝、柠檬等水果，以免吃后引起血糖浓度升高，而加重胰腺负担，不利于治疗。

（8）肝炎：宜吃枣子、柑橘、香蕉、梨、苹果、西瓜等富含维生素，有保护肝脏、促进肝细胞再生功能的水果。

（9）急性肾小球肾炎（简称急性肾炎）：如有肾功能不良或水肿而需要忌盐者不宜吃香蕉，因香蕉中含有较多的钠盐，能加重水肿，增加心脏和肾脏的负担。

（10）心力衰竭、严重水肿：不宜吃含水分多的西瓜、梨、菠萝等水果，因大量水分会使心力衰竭、水肿病情加重。

（11）高血压、动脉硬化：宜吃山楂、枣子、柑橘等富含维生素C，有降血压、缓解血管硬化作用的水果。

（12）心肌梗死、脑卒中（俗称中风）：宜吃西瓜、香蕉、柑橘、桃子等帮助消化的水果；不宜吃柿子、苹果、莲子等水果，因柿子、苹果等含单宁较高，有收敛作用，易引起便秘，会使病情加重。

（13）冠心病、高血脂：宜吃柑橘、柚子、山楂、桃、草莓等水果，因这些水果富含维生素C和烟酸等，具有降低血脂和胆固醇的作用。

（14）呼吸道感染：尤其是伴有咽痛、咳嗽、痰多的病人，宜吃梨、枇杷、橙子、杏、罗汉果等能化痰、润肺、止咳的水果。

（15）发热：宜吃具有生津止渴、解热散毒功能的梨、柑橘等水果。因发热病人出汗多，梨、柑橘等含有充足的水分和钾，对发热病人更有益。

（16）体质燥热：宜吃梨、香蕉、西瓜等性偏寒的水果，不宜吃葡萄、柑橘、枣子、樱桃等属温热的水果。

● 什么是色拉油？

色拉油俗称凉拌油，是将毛油经过精炼加工而成的精制食用油，呈淡黄色，澄清、透明、无气味、口感好，用于烹调时不起泡沫，烟少，可用于生吃，因特别适合用于西餐"色拉"凉拌菜而得名。目前市场上供应的色拉油有大豆色拉油、菜子色拉油、葵花籽色拉油和米糠色拉油等。

● 什么是调和油？

调和油又称调合油，它是根据使用需要，将两种以上经精炼的油脂（香味油除外）按比例调配制成的食用油。调和油澄清、透明，可作熘、炒、煎、炸或凉拌用油。调和油一般选用精炼大豆油、菜子油、花生油、葵花籽油、棉籽油等为主要原料，还可配精炼过的米糠油、玉米胚油、油茶籽油、红花籽油、小麦胚油等特种油脂。调和油的保质期一般为12个月。

● 不同种类的油与健康有何关系？

从物理性状上，我们将"常温"（15～20摄氏度）下成液态的脂肪称作"油"。根据其来源，又可将其分为"植物油脂"和"动物油脂"，简称"植物油"和"动物油"。植物油多数呈液态，也有少数呈固态的（如棕榈油、椰子油等）；而动物油则相反，多数为固态，少数为液态（如鱼油类等）。

食用油约90%由脂肪酸组成。脂肪酸分为饱和脂肪酸和不饱和脂肪酸。不饱和脂肪酸又分为单不饱和脂肪酸和多不饱和脂肪酸。所有的油都是这三类脂肪酸以不同比例组成的。

饱和脂肪酸就像胖胖的脾气古怪的小孩，因为不容易被带走，所以容易沉积，并且会增加血液中胆固醇的含量，继而引发高血脂、高血压、动脉粥样硬化等严重心、脑血管疾病。不过从另一方面来看，它也比较稳定，不容易被氧化，适合高温油炸。饱和脂肪酸大多存在于动物油，如牛油（含62%）、羊油（含57%）、猪油（含43%）；一些植物油也含有比较多的饱和脂肪酸，如可可油（含93%）、椰子油（含92%）、棕榈油（含42%）。

多不饱和脂肪酸，如亚油酸、亚麻酸，它们是人体必需的脂肪酸。多不饱和脂肪酸的个性随和，和谁都能"做朋友"，所以虽然它有降低坏胆固醇（即低密度脂蛋白胆固醇，LDL）的效果和促进孕期胎儿大脑生长发育等重要作用，但不幸的是，也会降低好胆固醇（即高密度脂蛋白胆固醇，HDL）；更糟的是，由于其性质不稳定，非常容易在高温烹调的过程中被氧化，形成自由基。自由基会加速细胞的老化及癌症的产生。含多不饱和脂肪酸较多的油有葵花籽油（含68%）、大豆油（含59%）、玉米油（含57%）、芝麻油（含46%）、花生油（含38%）、菜子油（含25%）等。鱼油与其他动物油不同，它也含有较多的多不饱和脂肪酸。

单不饱和脂肪酸（油酸）的个性中庸，稳定性虽比不上饱和脂肪酸，但还算稳定，而且它能降低坏胆固醇，维持或稍微提高好胆固醇，对心、脑、肾血管的健康有益。含单不饱和脂肪酸较多的油是橄榄油（含83%）、茶籽油（含79%）、花生油（含41%）、芝麻油（含38%）、玉米油（含27%）、大豆油（含22%）、菜子油（含20%）。

● 怎样选择食用油？

前面提到的人类必需脂肪酸绝大多数存在于植物油中，所以可以说食用植物油是最好的。动物油（鱼油除外）含饱和脂肪酸较高，易导致动脉硬化；但它又含有对心血管有益的多烯酸、脂蛋白等，可起到改善颅内动脉营养与结构、抗高血压和预防脑卒中（中风）的作用。一般健康成年人的饮食，建议均衡摄取三类脂肪酸，单不饱和脂肪酸及多不饱和脂肪酸的摄取量应高于饱和脂肪酸。由于食物中原本就含有油脂，这些"隐性"油脂如肉、蛋、全脂奶等动物油已含有大量的饱和脂肪酸，因此选用烹调用油时，应选择植物油（椰子油、棕榈油除外），让各种脂肪酸的摄取比例均衡。人们最常选购的花生油、豆油、菜子油、红花油、葵花油、棉籽油、茶籽油、芝麻油、玉米油乃至亚麻油等，只要品质有

社区食品营养与安全

保证，都是理想的食用油。

● 什么叫植物油的 1：1：1？

植物油的 1：1：1 的意思是将人们所需要的脂肪量假定为 3 份，那么，饱和脂肪酸、单不饱和脂肪酸（脂肪酸分子中有一个双键）和多不饱和脂肪酸（脂肪酸分子中含两个以上双键）的比例应当是各占 1 份。实际上任何一种单一的植物油都难以符合这个标准，即使脂肪酸含量较理想的花生油，也满足不了这一要求。因此，建设别老盯着一种油吃，最好是各种油换着吃。

● 如何选购食用油？

选购食用油要掌握以下几点要领：

一看颜色。色拉油浅颜色的要好一些，但太浅了以至于发白也不好。各种植物油都会有一种特有的颜色，所以我们才看到植物原油有深浅不同的颜色。经过精炼，会将色素清除一些，但是不可能也没有必要精制到一点颜色也没有，有点颜色对身体无害。

二看透明度。要选择澄清、透明的油，透明度越高越好。知名品牌的瓶装油都应符合这个标准。

三闻有无异味。取一两滴油放在手心，双手摩擦发热后，用鼻子应闻不出异味（哈喇味或刺鼻味）。如有异味就不能食用。

● 患心·血管疾病或血脂高的人如何选择食用油？

患心血管疾病或血脂高的人，应该选择含单不饱和脂肪酸较高的油品。不过，单不饱和脂肪酸及多不饱和脂肪酸虽然对人体较有好处，但其发烟点（即油脂起油烟的温度）较低。尤其是单不饱和脂肪酸，如果用于高温烹调，容易起油烟而裂解变质，反而产生过多的自由基，进而产生致癌的前体物。所以含单不饱和脂肪酸高的油只适用于凉拌和熟食拌油；而含多不饱和脂肪酸的油则可适用于一般的煎炒料理。至于更高温度的烹调（如油炸）则需选择饱和脂肪酸含量高的油，如猪油、棕榈油和椰子油。但不要常常吃这些油炸食品，否则对健康不利。

● 何为反式脂肪酸？ 它有什么危害？

反式脂肪酸属于不饱和脂肪酸，为食品业者以植物油为原料通过部分"氢化"处理所产生的油脂。氢化后的油脂具有熔点高、氧化稳定性好、货架期长、风味独特、口感更佳等优点，且成本上更占据优势。这一工艺在食品工业中广泛使用，以人造奶油、起酥油、煎炸油等产品的形式投放市场。

反式脂肪酸对健康有以下危害：①增加心血管疾病的风险，甚至比动物脂肪中的饱和脂肪酸还要糟糕；②反式脂肪酸还会增加人体血液的黏稠度，易导致血栓形成；③会诱发肿瘤、哮喘、2型糖尿病、过敏等病症。反式脂肪酸对生长发育期的婴幼儿和成长中的青少年也有不良影响。

社区食品营养与安全

● 如何远离反式脂肪酸？

首先要管住自己的嘴。在奶油蛋糕、奶油面包、曲奇饼、炸薯条、薄脆饼、油酥饼、麻花、沙拉酱，尤其是奶油蛋糕、奶油夹心饼干、泡芙中含有较多的反式脂肪酸。香香滑滑的奶茶、咖啡伴侣、冰淇淋、人造奶油巧克力中都含有较多的反式脂肪酸。

另外，要多学习一些营养的基本知识。学会选择一些健康和美味兼顾的零食，如水果、坚果、酸奶、蒸玉米、烤红薯类，以及家庭自制的面包、点心等。如果在食物标签中看到含有氢化油脂、植物奶油、植脂末（奶精）、人造奶油等，就要小心里面可能含有反式脂肪酸。

● 鲜奶有哪些包装形式？

鲜奶的包装形式主要有塑料袋装、盒装、瓶装，这与鲜奶的杀菌方式密切相关。

巴氏杀菌奶通称杀菌牛奶，大多数采用简单的塑料袋或塑料瓶、玻璃瓶包装。一般采用的塑料袋为单层聚丙烯材料，由于这些材料在灌装杀菌牛奶前很难达到无菌状态，灌装环境一般也不采取无菌状态，这样生产的产品需要冷链贮、运，并且货架期短，通常在 5 天以内。但是，其新鲜感强，包装成本低，价格便宜。另外，巴氏杀菌奶也有采用屋顶型纸盒包装及玻璃瓶装的。

超高温灭菌奶又称 UHT 奶，多采用复合塑料袋或纸塑复合包装，有枕型、砖型等形式。由于这种材料具有较好的阻隔性能，并可以达到无菌状态，在无菌状态下灌装后，产品保质期长达半年以上，具有可常温贮存、销售、携带、饮用方便，可远距离运输等优点，但包装成本高、价格较高。

近几年无菌复合塑料袋和无菌塑料杯包装发展十分迅速。其中复合塑料袋多采取多层复合工艺，无菌杯式包装采用多种多层塑料，实现包装容器成型、灭菌、灌装、封口一次完成。这些包装形式在确保鲜奶品质的同时，使鲜奶的包装更加丰富多彩。

另外，还有一种以塑料瓶装的二次灭菌奶，一般保质期在 3 个月以上。

● 如何区别鲜牛奶与含乳饮料？

鲜牛奶是以生鲜牛奶为原料，不添加任何辅料，经巴氏杀菌或超高温灭菌工艺生产出的产品。而含乳饮料是以鲜乳或乳制品为原料，经发酵或未经发酵加工制成的制品。

鲜牛奶和含乳饮料的主要区别在以下两点：①鲜牛奶中的蛋白质含量一般不低于 2.9%，而含乳饮料通常只要求不低于 1.0%；②鲜牛奶和含乳饮料在包装物上都有明显的标识，即"鲜牛奶"或"含乳饮料"。

● 选购奶制品时应注意什么？

我国关于奶制品生产及销售有严格的管理规定。其中主要包括原料奶的验收、加工、生产条件与规范、产品标准及检验项，对于产品包装与标识也有严格的规定。

消费者在购买奶制品时应注意以下几点：

首先，购买奶制品时应选用正规、有一定知名度和规模的厂家的产品。

其次，在购买奶制品之前弄清楚产品的标识、产品说明、产品的生产日期及保质期，以及产品的真实属性，即产品为纯牛奶、调味乳，还是含乳饮料或其他的类型。

再次，不同的消费人群应选择适合自身特点的产品，如乳糖不耐受症的人群应选用低乳糖奶或酸奶等乳糖含量低的产品，儿童应选用儿童酸奶。对奶粉来说，不同年龄段的人群可以选择适合不同需要的配方奶粉，比如婴儿配方奶粉、中小学生奶粉、孕妇奶粉、中老年奶粉、低脂无糖奶粉、低脂高钙奶粉等。

● 如何识别酸奶的质量？

合格的酸奶呈凝块状，凝块均匀、细腻、无气泡，表面可有少量的乳清析出，为乳白色或淡黄色，气味清香并且具有弹性。搅拌型酸奶由于添加的配料不同，会出现不同色泽。变质的酸奶，有的未凝结成块，呈流质状态；有的酸味过浓或有酒精发酵味；有的冒气泡，有一股霉味；有的颜色变成深黄色或发绿。

● 如何挑选酱油？

酱油吃前要验明正身。消费者在市场上购买酱油时，特别要注意生产日期和保质期。买酱油要一看、二摇、三尝味。

一看：

（1）看标签。从酱油的原料表中可以看出其原料是大豆还是脱脂大豆，是小麦还是麸皮。看清标签上标注的是酿造还是配制酱油。如果是酿造酱油应看清标注的是采用传统工艺酿造的高盐稀态酱油，还是采用低盐固态发酵的速酿酱油。酿造酱油通过看其氨基酸态氮的含量可区别其等级，氨基酸态氮的含量越高，品质越好（每100毫升酱油含氨基酸态氮不低于0.8克为特级，不低于0.7克为一级，不低于0.55克为二级，不低于0.4克为三级）。

（2）看清用途。酱油标签上应标注供佐餐用或供烹调用，两者的卫生指标是不同的，所含菌落指数也不同。供佐餐用的可直接入口，卫生指标较好；如果是供烹调用的则千万别用于拌凉菜。

（3）看颜色。正常的酱油应为红褐色，品质好的颜色会稍深一些。但如果酱油颜色太深了，则表明其中添加了焦糖色素，其香气、滋味会差一些。这类酱油仅仅适合红烧用。

二摇：

好酱油摇起来会起很多的泡沫，不易散去；劣质酱油摇动只有少量泡沫，并且容易散去。

三尝味：

好酱油尝起来味道鲜美，劣质酱油尝起来则有些苦涩。不能品尝时可闻香气。传统工艺生产的酱油有一种独有的酱香气，香气丰富、醇正。如果闻到的味道呈酸臭味、煳味或其他异味都是不正常的。

慎买袋装酱油。市场中存在大量不合格的袋装酱油。用水、焦糖色素、工业用盐等勾兑而成的酱油，带有刺激性气味，并含有重金属等对人体有害的物质。

● 如何选购醋？

醋可以分为天然酿造醋和人工合成醋。要吃得健康有益，就应该选择天然酿造醋，它们经过发酵过程，营养价值远比人工合成醋高。

选购食醋时，应从以下几方面鉴别其质量：

一看颜色。食醋有红、白两种，优质红醋应为琥珀色或红棕色。优质白醋应无色透明或呈淡黄色，摇动后呈现泡沫，不易消失。

二闻香味。优质醋酸味芳香，没有其他气味。

三尝味道。优质醋酸度虽高但无刺激感，酸味柔和，稍有甜味，不涩，无其他异味。此外，优质醋应透明澄清，浓度适当，没有悬浮物、沉淀物、霉花浮膜。食醋从出厂时算起，瓶装醋3个月内不得有霉花浮膜等变质现象。

劣质食醋的特点如下：

（1）色泽：浅淡或发乌。

（2）气味与味道：打开瓶盖酸气冲眼睛，无香味，口味淡薄。除酸味外，还明显感到有苦味和涩味。

（3）浓度：稀薄，有沉淀物和悬浮物。

人工合成醋又称醋精，用可食用的冰醋酸稀释而成。合成醋的液体透明无色，摇动后泡沫瞬间消失。其醋味很大，但无香味。冰醋酸对人体有一定的腐蚀作用，使用时应进行稀释，一般规定冰醋酸含量不能超过3％～4％。这种醋不含食醋中的各种营养素，因此不容易发霉变质；但因没有营养作用，只能调味。所以，若无特殊需要，还是不要食用它为好。

在购买食醋时，除了厂名、商标外，还要注意配料表和总酸含量、执行标准、净含量、添加剂具体名称。最好选购保质期为 3～6 个月的食醋。

● 怎样选购和保存面粉？

一是"看"：看包装上是否标明厂名、厂址、生产日期、保质期、质量等级、产品标准号等内容，尽量选用标明不加增白剂的面粉。看包装封口线是否有拆开重复使用的迹象，若有则为假冒产品。看面粉颜色，面粉的自然色泽为乳白色或略带微黄色，若颜色纯白或灰白，则为过量使用增白剂所致。应选择色泽为乳白色或淡黄色，粒度适中，麸星少的面粉。

二是"闻"：正常的面粉具有麦香味。若有异味或霉味，则为增白剂添加过量，或面粉超过保质期，或遭到外部环境污染，已变质。

三是"选"：要根据不同的用途选择相应品种的面粉。制作面条、馒头、饺子等要选择面筋含量较高，有一定延展性且色泽好的面粉；制作糕点、饼干则选用面筋含量较低的面粉。面粉应保存在避光通风、阴凉干燥处，潮湿和高温都会使面粉变质。面粉在适当的贮藏条件下可保存一年，保存不当会出现变质、生虫等现象。在面粉袋中放入花椒包可防止生虫。

社区食品营养与安全

● 有必要大量服用抗氧化剂吗？

要回答这个问题，我们首先要知道什么是自由基。有着不成对的电子的原子或分子叫做自由基。自由基非常活跃，非常不安分，就像我们人类社会中的不甘寂寞的单身汉一样，如果总也找不到理想的伴侣，可能就会成为社会不安定的因素。自然界中生息的所有生命都在承受着氧负荷的双刃剑作用。从生物进化中可以看出，只有那些具备抗氧化能力的生物才有可能得以繁衍至今。所以，可以说生存于自然环境中的所有生命，无论是细菌、植物，还是昆虫和动物以及人类的体内都含有各自相对完善的抗氧化防御系统。

人体具有相对完善的几个防御系统实施各自的职能，发挥生物活性。第一道防御系统是体内固存的各种内因性抗氧化物质，包括谷胱甘肽、维生素 E、维生素 C、尿酸及胆红素等，发挥着捕捉活性氧，抑制自由基对组织细胞的损伤的积极作用。第二道抗氧化防御系统，是指那些在消除活性氧过程中显示出各种抗氧化作用的酶类活性物质。其中，超氧化物歧化酶可以使超氧自由基转换为过氧化氢，而过氧化氢酶可以催化过氧化氢分解成氧和水。此外，谷胱甘肽过氧化物酶等在保护机体免受脂质过氧化物的损害中也起着积极的防御作用。第三道抗氧化防御系统是氧化损伤后具有修复能力的酶类。其中包括与氧化损伤 DNA 修复相关的 8－氧鸟嘌呤 DNA 糖基化酶、AP－脱嘌呤嘧啶内切核酸酶及 DNA 聚合酶等，这些酶在 DNA 修复中起着积极作用。而磷脂酶 A2 及酰基转移酶等影响过氧脂质的代谢。此外，蛋白酶体及胰岛素降解酶等参与分解和消除氧化蛋白修饰体的过程。我们的机体受益于这些抗氧化物质，它们的存在使人类得以度过了漫长的风风雨雨，繁衍至今。

在什么状态下，体内会产生大量自由基呢？当感染病毒，受伤；紫外线、放射线、电磁波照射；饮食不良，抽烟，饮酒，受环境污染；压力增大，过量运动等都会导致体内自由基大量产生。如果体内产生的自由基得不到及时消除，则会对机体组织产生脂质过氧化作用、蛋白质间双硫键形成、DNA 损伤等，从而导致动脉粥样硬化、癌症、肺气肿、糖尿病、白内障等。加州科学家哈曼于 1956 年提出的理论一直主宰着衰老学界，他认为衰老是由于自由基损害细胞引起的，自由基会损伤 DNA，从而增加患癌风险。

运动时会产生比平常多的自由基，因为机体在大量利用氧气，会意外产生单电子氧自由基。所以，对于 40 岁以上的人，因为自由基修补系统的功能已经下降，可能会产生自由基伤害。但是人们常说生命在于运动，年长者更需要运动。这不是很矛盾吗？所以美国老化医学学会建议，40 岁以下的人因为自由基修补系统尚佳，无需顾虑运动的自由基问题；而 40 岁以上的人要避免做太过激烈的运动，以免产生的自由基伤害自身，还要多进食含抗氧化物质高的食物（如各种新鲜蔬菜和水果），以中和体内的自由基。

常见的抗氧化物质包括维生素 E、维生素 C、β-胡萝卜素、番茄红素、硒、泛癸利酮（辅酶 Q_{10}）。研究结果证实了日常生活中吃大量水果和蔬菜可以使人活得更长，因为其中含有丰富的抗氧化物质。但民众却将其解读为：直接大

社区食品营养与安全

剂量服用抗氧化剂就能使人在老年时期少得病。值得注意的是，自由基作为人体自然免疫系统的一部分发挥着有益的作用。长期滥用抗氧化剂可能有损自由基的正面作用。每天服用一片多种维生素片没问题。但很多人服用过量了，他们觉得既然吃一片有用，那肯定是多多益善。实际上，多吃水果和蔬菜才是正道，因为膳食中抗氧化剂不会过量，而维生素补充剂的量却很难掌握。

● 购买儿童食品有哪些注意事项？

为儿童购买食品应注意以下几点：

（1）到正规商店购买，不买校园周边、街头巷尾的"三无"食品。

（2）购买正规厂家生产的食品，尽量选择信誉度较好的品牌。

（3）仔细查看产品标签。食品标签中必须标注产品名称、配料表、净含量、厂名、厂址、生产日期、保质期、产品标准号等。不买标签不规范的产品。

（4）注意食品是否适合儿童食用。儿童食品至今尚无明确的定义，因此，为儿童选择食品谨慎为宜。

（5）不盲目随从广告。广告的宣传并不代表科学，是商家利益的体现。

（6）关注儿童食品的相关信息。例如，我国已经启动了"儿童食品行业食品安全信用体系建设"工作，此工作将为儿童食品的选择提供消费参考。

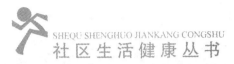
食品安全篇

　　摄入食品是人体获取营养素和生物活性物质的唯一途径。但是，食品中除了对人体有益的物质外，还存在许多对人体有害的物质，如果处理不当，会对人体造成危害。本篇主要介绍在食品消费中可能产生的有害因素，让读者在获取营养的同时，尽量降低食品中的有害因素带来的风险，以达到吃出健康的目的。

● 有机食品、绿色食品、无公害食品有何区别？

农产品分为有机、绿色、无公害、普通4个等级。

有机食品是按照有机农业生产标准，在生产中不使用人工合成的肥料、农药、生长调节剂和畜禽饲料添加剂等物质，不采用基因工程获得的生物及其产物。我国的有机食品生产规定：生产基地的种植规模不能小于500亩；周边要有数百米的隔离带，保证种植的作物不被其他普通农作物干扰；农场数公里范围不能有易形成污染的企业、交通干线等；农场的土地必须经过3年以上的转换期（转换期内不准施用化肥和农药），以降解土壤中的农药、化肥残留。因此，有机食品是纯天然、无污染、安全营养的食品，故又称为"生态食品"。

绿色食品是在生产过程中可以有选择地使用对环境友好的农药、化肥，并且在使用过程中要按照农药、化肥的降解期选择合适的用药时机。国家产品质量监督部门对绿色产品的各类农药残留量制定有详细的要求标准。对绿色农产品的资格，国家要求必须通过专业部门的认证。通过认证的产品单位每年审领一定数量的绿色产品标志，贴在产品上进入市场销售。绿色食品是无污染的安全、优质、营养类食品。绿色食品分A级和AA级两种。AA级与有机食品类似。

无公害食品是农产品生产的最基本要求，要求在生产过程中使用不会对环境和人产生危害的农药、肥料，实际理解起来就是只能使用国家规定允许使用的农药、化肥。国家对无公害农产品不进行认证，只是要求生产者自觉遵守。

社区食品营养与安全

● 有机食品就一定是健康食品吗？

食品安全问题频发，公众有了"谁能告诉我，明天吃什么"的迷茫，百姓有了"谈吃色变"的步步惊心，而"有机食品"的横空出世，似乎是最后一根救命稻草。难怪，标榜"纯天然，健康，无污染"的有机食品虽然价格要比常规食品贵得多，却似乎更让人放心，市场越来越大。

由于有机农产品不使用化学农药，化学农药的残留要比常规农产品低得多，在这方面可以说较为安全。但是，有机农业并非就完全不使用农药，只不过用的是源于细菌、植物的所谓天然农药。既然是天然的，人们就想当然地以为它们就一定是安全的。其实未必。有些天然农药已被发现具有一定的毒性。例如，有机农业使用的天然杀虫剂除虫菊酯有的具有神经毒性，它们的毒性有时比人工合成的拟除虫菊酯要高得多。有机农业通常使用铜盐作为杀真菌剂，导致有机农产品中铜的含量要比常规农产品高。如果人体摄入过量的铜，对健康有害。

植物自身会分泌一些天然毒素，抵御病菌的感染和害虫、鸟的食用。这些天然植物毒素有的对人体也有毒性。在常规农业中，由于使用化学农药能有效地消灭害虫，农作物没有自己制造毒素的压力，产生的植物毒素比较少。有机农业中使用的天然农药不像化学农药那么有效，植物就不得不多分泌一些毒素来保护自己。特别是，不使用化学农药虽然有助于保护生态环境，农田中的昆虫、蜘蛛、鸟、老鼠等动物的数量增加；但是，这些动物在食用农作物时，对农作物造成的伤害会刺激农作物分泌更多的毒素。有机农作物中的天然毒素含量通常要比常规农作物高 10%～50%。害虫和其他动物对农作物的伤害还会导致另一个更严重的后果，在伤口处容易滋生真菌，而真菌可产生毒性更强的毒素。例如，伏马菌素就是一种具有致癌性的真菌毒素。

另外，有机农业不使用化肥，但是要使用有机肥。相当一部分的有机肥来自家禽、家畜和人的粪便。如果粪便中含有病菌、寄生虫虫卵或抗生素，它们就会污染农产品，生吃或吃没有煮熟的农产品，就有让食用者食物中毒或被寄生虫感染的危险或隐藏着抗生素滥用的问题。

可见，有机农产品的健康风险未必就比常规农产品低，其中涉及的因素甚至比常规农产品更复杂，监控更麻烦，绝非就一定是"纯天然，健康，无污染"的食品。有机农业和常规农业只是生产农产品的不同方式，不管用什么方式生产出来的产品，只要达到了安全标准，就可以放心食用。但是，如果管理到位，常规农产品能达到安全标准，那么又何必花大价钱去购买昂贵的有机农产品呢？如果管理不到位，有机农产品的安全性也存在问题，更没有购买它的必要。

● 什么是转基因食品？

通过生物技术，科学家可以把某个基因从生物中分离出来，然后植入另一种生物体内。例如，北极鱼体内的某个基因有防冻作用，科学家将它抽出来植入西红柿里，于是就制造出新品种的耐寒西红柿。像这样含有转基因成分的食品就是转基因食品。

世界上第一例进入商品化生产的转基因作物是 1994 年投放美国市场的转基因番茄。目前国际上，乳酸菌、酵母菌等微生物来源的凝乳酶、酸奶、奶酪、面包等转基因食品超过 5000 种；大豆、玉米、油菜、番茄、番木瓜等植物来源的色拉油、饼干、薯片、蛋糕、番茄酱、木瓜等超过 3000 种。过去十多年，全世界几十亿人多多少少直接或间接都接触过转基因食品。我国批准的转基因产品有两种情况，一种是批准用于商业化生产的转基因食用农作物，到目前为止已经先后批准并发放了抗病毒的甜椒、耐储藏的番茄、抗病毒的番木瓜和转基因抗虫水稻、转植酸酶玉米的安全证书。目前，我国生产种植、市面上能看到的有抗病毒的番木瓜等。转基因水稻和转植酸酶玉米需要经过品种的审定，需要通过生产许可和经营许可，才能进行商业化生产。另外一种情况是我国用于进口加工原料的转基因农产品，包括大豆、玉米、油菜，它们都会进入到生产环节。最多的就是转基因大豆，进口量 2011 年达 5000 多万吨。油菜籽、大豆进口来主要是加工，用做食用油。目前我国共发放 5 个转基因大豆品种和 13 个转基因玉米品种进口安全证书，批准应用以及进口的转基因生物都经过严格的环境安全和食用安全方面的评价。

● 转基因食品安全吗？

严格说来，任何食品都不存在绝对的安全性。目前，国际上对转基因食品的安全性还有争论，但没有明确的科学证据表明转基因食品对人体有害或者无害。目前，经政府部门批准上市的转基因食品尚未发现其对人体健康有何副作用。

● 转基因食品安全是如何管理的？

我国对转基因食品的安全管理主要从以下几方面进行。

一是形成了法规体系。2001 年，国务院颁布了《农业转基因生物安全管理条例》(以下简称《条例》)，对在中国境内从事的农业转基因生物研究、试验、生产、加工、经营和进出口等活动进行全过程安全管理。《条例》颁布实施后，农业部和国家质检总局先后制定了 5 个配套规章，发布了转基因生物标识目录，建立了研究、试验、生产、加工、经营、进口许可审批和标识管理制度。

二是建立了农业转基因生物安全管理部际联席会议制度。根据《条例》的规定，国务院建立了由农业、科技、卫生、商务、环境保护、检验检疫等部门组成的部际联席会，负责研究、协调农业转基因生物安全管理工作中的重大问题。农业部作为负责全国农业转基因生物安全监督管理的牵头部门和主管部门，成立了农业转基因生物安全管理办公室，负责全国农业转基因生物安全监管工作。县级以上地方各级人民政府农业行政主管部门负责本行政区域内的农业转基因生物安全的监督管理工作。县级以上各级人民政府有关主管部门依法负责相关监督管理工作。

三是组建了由多部门、多行业、多学科专家组成的国家农业转基因生物安全委员会。农业部按照《条例》的规定，组建了国家农业转基因生物安全委员会，负责农业转基因生物的安全评价工作。安全委员会委员由从事农业转基因生物

社区食品营养与安全

研究、生产、加工、检验检疫、卫生、环境保护等方面的专家组成，每届任期 3 年。目前，在任第三届安全委员会共有 60 名委员，其中植物及植物微生物专家 29 名，动物及动物微生物专家 11 名，食用安全专家 18 名，管理类 2 名，分别来自教育、中科院、卫生、食品药品监督管理、环境保护、质检和农业系统。

四是形成了农业部牵头，多部门和地方行政主管部门密切配合的管理体系。目前转基因作物安全管理，由农业部牵头，多部门联合，多方共同负责，职责明晰，权责一致，运转规范，各项活动有序进行。

● 什么是食品添加剂？

食品添加剂是指为改善食品品质和色、香、味，以及为防腐和加工工艺的需要而加入食品中的化学合成物质或天然物质。目前，我国食品添加剂有 23 类，共 2400 多种，制定了国家或行业质量标准的有 364 种，主要有酸度调节剂、抗结剂、消泡剂、抗氧化剂、漂白剂、膨松剂、胶基糖果中基础剂物质、着色剂、护色剂、乳化剂、酶制剂、增味剂、面粉处理剂、被膜剂、水分保持剂、营养强化剂、防腐剂、稳定剂和凝固剂、甜味剂、增稠剂、食品用香料、食品工业用加工助剂、其他等 23 类。

食品添加剂具有以下三个特征：①它是加入到食品中的物质，因此，它一般不单独作为食品来食用；②既包括人工合成的物质，也包括天然物质；③加入到食品中的目的是为了改善食品品质和色、香、味，以及为防腐、保鲜和加工工艺的需要。

公众谈食品添加剂色变，更多的原因是混淆了非法添加物和食品添加剂的概念，把一些非法添加物的罪名扣到食品添加剂的头上显然是不公平的。《国务院办公厅关于严厉打击食品非法添加行为切实加强食品添加剂监管的通知》中要求规范食品添加剂的生产使用：严禁使用非食用物质生产复配食品添加剂，不得购入标识不规范、来源不明的食品添加剂，严肃查处超范围、超限量等滥用食品添加剂的行为，同时要求制定并公布复配食品添加剂通用安全标准和食品添加剂标识标准。

需要严厉打击的是食品中的违法添加行为，迫切需要规范的是食品添加剂的生产和使用。目前，食品添加剂或多或少存在一些问题，如来源不明或者材料不正当，最容易产生的问题是滥用。

● 食品防腐剂都有害吗？

要回答这个问题，必须要说明食品防腐的必要性。食品的营养丰富，极易受到微生物的污染而腐败变质。为了保证食品的食用安全性，人们采用了许多方法来保藏。随着生活水平的提高，人们对食品越来越挑剔，于是出现了低盐的酱菜、低糖的果酱、口感适当的肉食、入口绵软的糕点、蒸煮型的方便面。这些食品要想多保存几天，只好求助于防腐剂了。否则，商品刚上货架就腐败了，工厂和商家怎么生存呢？例如，生鲜食品久放，细胞组织分解，为微生物滋生创造了条件；食物被空气、光和热氧化，产生异味和过氧化物

社区食品营养与安全

等，对人体有害；肉类被微生物污染，使蛋白质分解，产生有害物质腐胺、组胺、色胺等，有的微生物还会产生毒素，是食物中毒的重要原因。食物未进行保鲜处理而保存在冰箱中，仍会腐败变质，只是速度放慢而已。

为防止微生物对食品的侵袭，必须对食品进行防腐处理。防腐不过是除菌、灭菌、防菌等不同的手段而已。

总的来说，国家批准使用的防腐剂，在安全使用量范围内使用，都是安全的，完全不必因此而恐慌。相比之下，如果盐吃得过多，对人体所产生的危害可能会更大一些。全世界普遍采用的各种防腐剂中，仍以化学合成的苯甲酸钠、山梨酸钾为主。我国规定的限量标准比国际标准还要严格得多。

● 对防腐剂的认识有何误区？

在各类食品添加剂中，食品防腐剂可以说是消费者产生误解最多的一个品种。由于知识的缺乏和某些误导，一些消费者把食品防腐剂与"有毒、有害"等同起来，把防腐看作食品中主要的安全隐患。至今，在社会上存在着一种对食物防腐保鲜的错误看法，认为纯天然食物就不应添加任何防腐剂。其实，市场上所有加工的食品，为了防止腐败变质，均经过了防腐处理，只是方法不同罢了。

例如，罐头食品是经过高温杀菌、抽空密封保存的食品，当然不需要加任何防腐剂；又如用糖腌制的蜜饯和用盐腌制的盐干菜，由于高浓度的糖和盐能使微生物细胞脱水，因而微生物不可能在这类食物上繁殖；牛奶经乳酸菌发酵生成的酸奶，含有具有防腐作用的乳酸和乳酸菌素，所以不需添加防腐剂。以上食品均不需再添加任何防腐剂，也不必在包装上注明"本产品不含防腐剂"。

有些消费者喜欢喝碳酸类饮料，但可能不知道它含有苯甲酸钠等防腐剂！

但是，我们必须正视防腐剂市场面临的这种状况：现在许多食品加工企业不是采取综合的防腐措施，而是想单纯通过大量使用防腐剂来解决所有保鲜问题。这就必然会导致防腐剂超标使用，严重威胁消费者的身体健康，同时也使防腐剂的社会声誉受到影响。部分食品生产企业在食品中添加了防腐剂，却在标签上注明"不含防腐剂"，对消费者进行误导和欺骗。

● 哪些食品易出现食品添加剂超标问题？

（1）渍菜（泡菜等）：着色剂（胭脂红、柠檬黄等）超量或超范围（诱惑红、日落黄等）使用。

（2）水果冻、蛋白冻类：着色剂、防腐剂的超量或超范围使用，酸度调节剂（己二酸等）的超量使用。

（3）腌菜：着色剂、防腐剂、甜味剂（糖精钠、甜蜜素等）超量或超范围使用。

（4）面点、月饼：馅中乳化剂的超量使用（蔗糖脂肪酸酯等），或超范围使用（乙酰化单甘脂肪酸酯等）；防腐剂；违规使用着色剂；超量或超范围使用甜味剂。

（5）面条、饺子皮：面粉处理剂超量。

（6）糕点：使用膨松剂过量（硫酸铝钾、硫酸铝铵等），

社区食品营养与安全

造成铝的残留量超标准；超量使用水分保持剂磷酸盐类（磷酸钙、焦磷酸二氢二钠等）；超量使用增稠剂（黄原胶、黄蜀葵胶等）；超量使用甜味剂（糖精钠、甜蜜素等）。

（7）油条：使用膨松剂（硫酸铝钾、硫酸铝铵）过量，造成铝的残留量超标准。

（8）肉制品和卤制熟食：使用护色剂（硝酸盐、亚硝酸盐），易出现超过使用量和成品中的残留量超过标准问题。

（9）小麦粉：违规使用二氧化钛、过氧化苯甲酰，超量使用硫酸铝钾。

● 食品中最可能违法添加的非食用物质有哪些？

当前，在食品生产经营中违法添加非食用物质已成为影响食品安全的突出问题。食品中最可能违法添加的非食用物质如下。

（1）蛋白精、三聚氰胺：可能被添加的食品为乳及乳制品。蛋白精、三聚氰胺是一种重要的有机化工中间产品，主要用来制作三聚氰胺树脂。长期或反复大量摄入三聚氰胺可导致泌尿系统损害，引起膀胱或肾脏结石，还可能导致膀胱癌。

（2）漂白剂：常违法添加的有吊白块、工业用硫磺。

1）吊白块：又称雕白粉，化学名称为次硫酸氢钠甲醛或甲醛合次硫酸氢钠。可能被添加的食品为腐竹、粉丝、面粉、竹笋。食用掺有吊白块的食品，会损害人的肝脏、肾脏。中毒以呼吸系统及消化道损伤为主要特征。吊白块也是致癌物质之一，严重的会导致癌症、畸形病变。

2）工业用硫磺：可能被添加的食品为白砂糖、辣椒、蜜饯、银耳、龙眼、胡萝卜、姜等。工业硫磺属低毒危化品，但其蒸气及硫磺燃烧后产生的二氧化硫对人体有剧毒。

（3）染色剂：常违法添加的有苏丹红、罗丹明 B、碱性橙Ⅱ、碱性嫩黄、碱性黄、酸性橙Ⅱ、美术绿等。这些工业染料具有高度毒性，高残留对人体的神经系统和膀胱等有致癌作用。另外还有一类荧光增白剂，其毒性相对较低。

1）苏丹红：可能被添加的食品为辣椒粉、含辣椒类的食品（辣椒酱、辣味调味品）。苏丹红是偶氮系列化工合成染色剂，主要应用于油彩、汽油等产品的染色。它能造成人类肝细胞的 DNA 突变，显现出可能致癌的特性。

2）罗丹明 B：商品名为玫瑰红 B，俗称花粉红。可能被添加的食品为调味品。罗丹明 B 是一种具有鲜桃红色的人工合成染料，会导致皮下组织生肉瘤，为致癌物质。

3）碱性橙Ⅱ：又称王金黄、块黄。可能被添加的食品为腐皮。碱性橙Ⅱ是一种偶氮类碱性染料。食用添加有碱性橙Ⅱ的食品，其中的重金属残留在人体内难以排出并累积，影响人体对钙的吸收，导致人头昏、腹痛和腹泻，而且会损害肝脏以及肠胃功能。更为严重的是，经常食用可能会造成多种癌变。

4）碱性嫩黄：可能被添加的食品为豆制品。碱性嫩黄对皮肤和黏膜有轻度刺激性，可引起结膜炎、皮炎和上呼吸道刺激症状，人接触或者吸入碱性嫩黄都会引起中毒。长期食用添加有碱性嫩黄的食品，会导致肝、肾损害，还会影响发育，甚至导致癌变。

5）碱性黄：可能被添加的食品为大黄鱼。碱性黄具有高度毒性，高残留对人体的神经系统和膀胱等有致癌作用。

6）酸性橙Ⅱ：可能被添加的食品为黄鱼、鲍汁、腌卤肉制品、红壳瓜子、辣椒面和豆瓣酱。

7）美术绿：又称铅铬绿、翠铬绿或油漆绿。可能被添加的食品为茶叶。美术绿是一种工业颜料。茶叶中如果掺入美术绿，铅、铬等重金属严重超标，可对人的中枢神经、肝、肾等器官造成极大损害，并会引发多种病变。

8）荧光增白剂：可能被添加的食品为双孢蘑菇、金针菇、白灵菇、面粉。医学临床实验证明，如对荧光增白剂接触过量，可能会成为潜在的致癌因素。

（4）抗微生物感染药物：常用的有硝基呋喃类药物、氯霉素、喹诺酮类药物、磺胺二甲嘧啶、孔雀石绿等。若食品中有大量的抗微生物感染药物残留，会使人对其产生耐药性，当患病时会降低此类药物的治疗效果。

1）硝基呋喃类药物：可能被添加的食品为猪肉、禽肉、动物性水产品。此类药物长期残留还可能对人体有致癌、致畸等不良反应。

2）氯霉素：可能被添加的食品为生食水产品、肉制品、猪肠衣、蜂蜜。氯霉素对人类的毒性较大，能抑制骨髓造血功能，引起包括白细胞减少、红细胞减少、血小板减少等在内的再生障碍性贫血。

3）喹诺酮类药物：可能被添加的食品为麻辣烫类。未成年人、妊娠及哺乳期妇女等反复食用会影响骨骼、牙齿发育。

4）磺胺二甲嘧啶：可能被添加的食品为叉烧肉类。磺胺二甲嘧啶具有潜在的致癌作用。

5）孔雀石绿：可能被添加的食品为鱼类，用于治疗鱼类或鱼卵的寄生虫、真菌或细菌感染。孔雀石绿特别是其代谢产物在水产动物体内不容易降解，其化学官能团三苯甲烷是一类致癌物质。

（5）β-内酰胺酶：为金玉兰酶制剂。可能被添加的食品为乳与乳制品。β-内酰胺酶本身对人体并无危害。但β-内酰胺酶添加到牛奶中的主要目的是分解牛奶中残留的β-内酰胺类抗生素，若允许其添加有变相鼓励抗生素滥用的可能。而抗生素滥用会造成人体产生药物耐药性等多种不良后果，因此对其禁用。

（6）肾上腺素能受体激动剂类药物：常用的有盐酸克伦特罗、莱克多巴胺等，俗称瘦肉精。可能被添加在饲料中，通过生物链作用，常在猪肉、牛羊肉及肝脏等中残留。食用含大量瘦肉精的食品，可引起瘦肉精中毒，表现为烦躁不安、焦虑、眩晕、耳鸣、肌肉疼痛、震颤等，严重的可以导致昏迷。潜伏期为 30 分钟至 2 小时，与进食量多少相关。长期食用会导致人体代谢紊乱，甚至诱发恶性肿瘤。

（7）有机磷农药：常用的有敌敌畏、敌百虫（即美曲膦酯）。可能被添加的食品为火腿、鱼干、咸鱼等腌制品。二者均属于高毒杀虫剂。敌敌畏对人体具有神经毒性，敌百虫具有致突变作用。

（8）工业用甲醛：可能被添加的食品为海参、鱿鱼等干水产品，血豆腐。工业用甲醛对皮肤、黏膜、眼睛有刺激作

社区食品营养与安全

用，高浓度吸入时会使呼吸道严重水肿，还可出现眼痛；皮肤直接接触甲醛可引起过敏性皮炎；还具有致癌、致突变和致畸作用。

（9）乌洛托品：可能被添加的食品为腐竹、米线等。乌洛托品本身属低毒类，但其在酸性条件下能分解出甲醛。甲醛易与体内多种化学结构的受体发生反应，如与氨基化合物可以发生缩合，与巯基化合物加成，使蛋白质变性。甲醛在体内还可还原为醇，故可表现出甲醇的毒理作用。对人体的肝、肾、中枢神经、免疫功能、消化系统等均有损害。甲醛是致癌物质之一。

（10）罂粟壳：可能被添加的食品为火锅汤料及小吃类。罂粟壳添入火锅汤料等成为隐形毒品。与鸦片、海洛因相比，罂粟壳内的"有毒物质"虽然含量不大、纯度也不高，但其成分同样包括吗啡、可待因、那可汀、罂粟碱等30多种生物碱。长期食用必将导致慢性中毒，最终上瘾。

（11）硼酸与硼砂：可能被添加的食品为腐竹、肉丸、凉粉、凉皮、面条、饺子皮。硼砂经由食品摄取后可与胃酸作用产生硼酸。硼酸具有积存性，连续摄取后会在体内蓄积，影响消化酶的功能，导致食欲减退、消化不良，抑制营养物质的吸收。严重的会刺激人的胃部，出现头痛、头晕、恶心、呕吐、腹部绞痛、腹泻，随即出现大片红色皮疹。皮疹可以波及咽部及鼓膜。部分病人出现肝脂肪变性、黄疸以及肾脏损害。

（12）硫氰酸钠：可能被添加的食品为乳及乳制品。硫氰酸钠是一种有毒化工原料，其毒性主要由其在人体内释放的氰根离子引起。氰根离子在体内能很快与细胞色素氧化酶中的三价铁离子结合，抑制该酶活性，使组织不能利用氧。

（13）工业用火碱：化学名称为氢氧化钠。可能被添加的食品为海参、鱿鱼等干水产品，生鲜乳。工业用火碱属剧毒化学品，具有极强的腐蚀性。直接从口腔摄入会严重影响胃酸分泌，导致胃溃疡。长期食用或过量食用加入工业用火碱的食品会造成食物中毒。还存在致癌、致畸和引发基因突变的潜在危害，只需食用1.95克就能致人死亡。

（14）皮革水解物：可能被添加的食品为乳与乳制品，含乳饮料。皮革水解蛋白中存在大量皮革加工过程中使用的一些化学品，例如六价铬、工业染料、有机致癌物等，被人体食用可能导致中毒、关节肿大等疾病。

（15）毛发水：可能被添加的食品为酱油等。因毛发中含有砷、铅等有害物质，对人体的肝、肾、血液系统、生殖系统等有毒副作用，可致癌。加工过程中也会产生或加入一些有害致癌物质如氯丙醇、四甲基咪唑等。

（16）溴酸钾：可能被添加的食品为小麦粉。溴酸钾对眼睛、皮肤、黏膜有刺激性，能引起呕吐、腹泻、肾功能障碍、高铁血红蛋白血症。可能还具有致癌作用。

（17）富马酸二甲酯：可能被添加的食品为糕点。富马酸二甲酯如果经食管吸入，对人体肠道、内脏会产生腐蚀性损害；并且当该物质接触到皮肤后，会引起接触性皮炎，出现皮肤发痒、发红和灼伤。

（18）废弃食用油脂：俗称地沟油。可能被添加的食品为食用油脂。废弃食用油中由于不同途径回收和反复高温炼制可能含有很多对人体有害的物质，如重金属、黄曲霉素、苯并(a)芘和反式脂肪酸等，对人体具有致癌作用。

（19）工业用矿物油：又名白油、石蜡油、液体石蜡。可能被添加的食品为陈化大米。矿物油是以物理蒸馏方法从石油中提炼出来的液态烃类混合物。矿物油不易被人体代谢，会囤积在人体解毒的器官，造成肝、肾功能损害；同时可能含有致癌物质如苯并(a)芘。

（20）工业明胶：可能被添加的食品为冰淇淋、肉皮冻等。工业明胶含有较多的重金属元素，如铬离子等。特别是六价铬盐有很强的腐蚀性和致癌作用。

（21）工业酒精：可能用于勾兑假酒。工业酒精含有较多的甲醇等有害物质。甲醇具有细胞毒性，人摄入 5～10 毫升能导致双目失明，70 毫升会导致死亡。

（22）工业乙酸：可能用于勾兑食醋。工业乙酸中重金属砷、铅超标。如果食用勾兑食醋不仅没有营养，长期食用还会危害身体健康，可造成消化不良、腹泻，以及砷、铅中毒等。如果食物中的乙酸浓度过高，还会烧伤消化道黏膜。

（23）工业氯化镁：可能被添加的食品为木耳。工业氯化镁因为其中杂质较多，且含有硫酸盐及各种重金属等有害物质，因此，长期食用工业氯化镁会造成急性中毒和慢性危害，可能引起尿毒症、胆结石、肾结石等疾病。

（24）磷化铝：可能被添加的食品为木耳。磷化铝遇水分解产生磷化氢。磷化氢可经呼吸道进入肺泡，引起呼吸道充血及轻度水肿；进入血液中，会随血液循环到达各系统、器官及组织，主要损害中枢神经系统、心、肝、肾等。另外，过量铝摄入会危害神经系统，对老年人及儿童尤为突出，特别对脑组织及智力危害尤为明显。

（25）硫化钠：可能被添加的食品为味精。硫化钠在胃肠中能分解出硫化氢，具强腐蚀性、刺激性。

（26）水玻璃：又叫"泡化碱"，主要成分是硅酸钠。可能被添加的食品为面制品。对水玻璃一般性接触没有影响，误食则会对人体的肝脏造成危害。

（27）五氯酚钠：可能被添加的食品为河蟹。五氯酚钠是一种酚类化合物，常用于消毒、防腐及防霉。五氯酚钠对肝、肾有一定损害；从呼吸道吸入可引起肺炎；对皮肤和黏膜有刺激作用，可发生接触性皮炎。

（28）喹乙醇：可能被添加在水产养殖饲料中，经食物链作用，对人体造成危害。喹乙醇是一种禁用的兽药，有致突变、致畸和致癌性。

（29）一氧化碳：可能被添加的食品为金枪鱼、三文鱼。

● 如何清除水果和蔬菜上的残留农药？

（1）清水浸泡洗涤法：主要用于叶类蔬菜，如菠菜、生菜、小白菜等。一般先用清水冲洗掉表面污物，剔除可见有污渍的部分，然后用清水盖过水果、蔬菜5厘米左右，清水浸泡应不少于30分钟。必要时可加入水果、蔬菜洗剂之类的清洗剂，增加农药的溶出。如此清洗2次或3次，基本上可清除绝大部分残留的农药成分。另外，包叶类蔬菜在清水浸泡洗涤前应先剥去最外层叶片不要，因最外层叶片上农药残留最多。

（2）碱水浸泡清洗法：在碱性环境下，大多数有机磷类杀虫剂可迅速分解。一般在 500 毫升清水中加入食用碱 5～10 克配制成碱水。根据水果、蔬菜的数量配足碱水，将初步冲洗后的水果、蔬菜置入碱水中，浸泡 5～15 分钟后用清水冲洗水果、蔬菜。重复洗涤 3 次左右效果更好。

（3）加热烹饪法：常用于芹菜、圆白菜、青椒、豆角等。由于氨基甲酸酯类杀虫剂会随着温度升高而加快分解，一般将清洗后的水果、蔬菜放置于沸水中，2～5 分钟后立即捞出，然后用清水洗一两遍，即可置于锅中烹饪成菜肴。

（4）清洗去皮法：对于带皮的水果、蔬菜，残留农药的皮层可以用锐器削去，食用肉质部分，这样既可口又安全。只不过削皮会导致皮中维生素和矿物质的损失。但应先清洗再去皮，以免在去皮的过程中将外皮上残留的农药污染到内部。

（5）储存保管法：某些农药在存放过程中会随着时间推移而缓慢地分解为对人体无害的物质。所以有条件时，应将某些适合于储存保管的水果存放一段时间（10～15 天）。食用前再清洗并去皮，效果会更好。

（6）日照法：新鲜的水果、蔬菜买回家后先放置在太阳光下晒几分钟，大部分的有机氯和有机汞农药将有效分解。

● 果蔬清洗机到底能不能去除农药残留？

果蔬清洗机消除农药的原理是利用臭氧去分解农药成分。其效果与臭氧产生的浓度、质量紧密相关。虽然其在杀菌消毒上的功效是可以肯定的，但 90％ 的这一数字显然有待证实。有实验结果表明，以 4 毫克/升浓度的臭氧，用时 30 分钟，可清除有机磷类农药 60%～70%，而这所需要的是大型臭氧仪器，而非家庭用的果蔬清洗机。从目前的市场情况看，果蔬清洗机的产气量有限，溶于水的转化率也很低，一般的浓度只有 0.1～0.2 毫克/升。其分解农药的效果也就可想而知，一般可以清除果蔬表面 10%～20% 的残留农药就已经算不错了。目前，市面上的果蔬清洗机价格从几百元到上千元不等，各款机器质检报告中提到的可消除 80%、90% 甚至 100% 的农药，这其实是指处理农药水溶液的效果，在水溶液的环境下，这是可以达到的。但在百姓生活中，农药残留在瓜果和蔬菜的表层、浅表层甚至内部的时候，用果蔬清洗机产生的那点臭氧绝不可能达到这样的效果。值得注意的是，所有的这类机器的工作原理相似，由于臭氧产气数量、质量的差异，不合格的果蔬清洗机对人体存在很大隐患。果蔬清洗机通过高压产生臭氧分子，如有大量臭氧泄露会刺激呼吸道。另外，不合格的产品在果蔬清洗过程中会伴生大量氮氧化物，而作为一种致癌物质的氮氧化物又具有非常稳定的分子结构，不易分解，如果浓度过高就会对人体健康构成威胁。在购买果蔬清洗机时要特别留意氮氧化物的控制指标，一般如果低于 2.5% 就在"安全值"，而超过则对人体有危害了。

● 蔬菜为什么不宜久存？

储存过久的蔬菜，其中的硝酸盐会在酶和细菌的作用下还原成亚硝酸盐，后者是一种有毒物质。亚硝酸盐在人体内与胺类物质结合，可生成具有致癌性的亚硝胺类物质。

蔬菜中的硝酸盐来自肥料和土壤中的氮元素。化肥本身没有毒，给蔬菜施肥也没有错。蔬菜吸收这些氮元素会通过复杂的生化反应最终合成氨基酸。在这个过程中，硝酸盐是"副产品"，而植物内的一些还原酶会把一部分硝酸盐还原成亚硝酸盐。问题在于人们往往大量地、单一地施用氮肥，甚至在采收之前还在施肥，这就超过了植物的需求量。由于植物来不及把它们全部合成氨基酸等，只好以硝酸盐的形式更多地留在蔬菜中，从而成为隐患。各种蔬菜中硝酸盐含量各不相同，通常茎叶类蔬菜最高，瓜类蔬菜稍低，根茎类和花菜类居中。

储存过久的蔬菜不仅产生有害物质，而且可造成营养素的损失。实验证明，在30摄氏度的屋子里储存24小时，绿叶蔬菜中的维生素C几乎全部损失，而亚硝酸盐的含量会上升几十倍。因此，在市场上采购应当挑选新鲜的蔬菜，不应贪图便宜而购买萎蔫、水渍化、开始腐烂的蔬菜。

● 蔬菜都要放进冰箱才可保存吗？

新鲜的蔬菜含有较多的水分和维生素C，但是，随着时间的推移，水分和维生素C会急剧减少。因此，适当的蔬菜保存法可以说是在保存维生素C。为了达到这一目的，把蔬菜放入冰箱当然比放在室温下要好，一般最理想的储存温度是5～7摄氏度。但是，其中也有些蔬菜适宜保存在10摄氏度左右。

在栽培时需要较寒冷气候环境的蔬菜，如菠菜、椰菜、天津大白菜、莴苣等，保存在 5 摄氏度左右更好。

而在栽培时需要 20 摄氏度生长环境的蔬菜，如茄子、黄瓜等，在保存时就适宜 10 摄氏度左右的温度。

对适宜于 10 摄氏度保存的蔬菜，如果放在 5 摄氏度以下保存时，就会由于温度过低而出现问题。例如茄子等，在表皮上会出现小孔，内部的种子变成褐色。在冰箱中保存这类蔬菜时，可用报纸包两三层后再放入冰箱。

● 隔夜菜还能吃吗？

随着生活节奏的加快，很多上班族中午都自带饭菜到单位吃。另外，很多人都珍惜食物，特别是老人，就算还有一点点也舍不得倒掉。这些都面临一个隔夜菜能否吃的问题。

最近，有人进行了一次实验，将炒青菜、韭菜炒蛋、红烧肉和红烧鲫鱼等放置在冰箱 24 小时后用微波炉加热，经检测发现，剩菜中的亚硝酸盐含量全部超过国家《食品中污染物限量标准》的限量标准，其中荤菜超标更厉害。由此，报道中得出了一个结论：剩菜不能吃。

隔夜菜放置之后，亚硝酸盐含量真的会增多吗？隔夜菜真的有碍健康不宜再吃吗？

在回答这个问题前，我们要知道蔬菜里亚硝酸盐的来源。从上一个问题中我们知道，蔬菜，特别是绿叶蔬菜含有较多的硝酸盐。蔬菜收割后，其还原酶被释放，硝酸盐被转化成亚硝酸盐。具体的转化速度与蔬菜种类和储存条件密切相关。也就是说，只要蔬菜在收割后没被马上吃掉，"隔夜之后"再烹制，亚硝酸盐同样会增加。蔬菜在加工时，一部

社区食品营养与安全

分硝酸盐也会转化成亚硝酸盐。食用绿叶蔬菜过多时，大量硝酸盐进入肠道，其肠道内的细菌可将硝酸盐转化为亚硝酸盐。大量亚硝酸盐进入血液导致中毒，出现皮肤青紫，称为"肠原性青紫症"，常见于儿童胃肠功能紊乱、贫血、蛔虫症等消化功能欠佳者。

新鲜的肉，一般硝酸盐含量比较低，经一般加工后转变为亚硝酸盐也就不会高，所以，不会有隔夜后亚硝酸盐大量增加的现象。除非是在加工中加入硝酸盐或亚硝酸盐等食品添加剂。例如，腌腊肉制品、酱卤肉制品、熏烧烤肉类等，在加工过程中，会将亚硝酸盐作为食物添加剂加到其中。这是因为，亚硝酸盐具有防腐、增色和增香的作用。一般家庭在日常加工肉菜时，是不会加入这类添加剂的。

蔬菜在保存或加工过程中，蔬菜中的亚硝酸盐含量会有一些增加，但在冷藏条件下保存，总的亚硝酸盐含量还是大大低于加工食品中国家标准允许的含量。即使《隔夜菜放冰箱24小时，亚硝酸盐含量全部严重超标》这一报道中的实验数据准确可靠，但"严重超标"的说法也是对国家标准的曲解，而"决不能吃"更是耸人听闻。

做好没吃完的蔬菜，也可以封好后保存在冰箱中。当天剩下的菜可以选择性地储存，叶菜类蔬菜煮熟后如果放置的时间过久，或在较高温度下储存，在细菌的分解作用下，蔬菜中的硝酸盐便会还原成亚硝酸盐，可以丢弃。所以，一般不建议吃隔夜或放置过久的叶菜，特别是夏季。对于荤菜，没有吃完的或第二天准备带走的，应该及时放冰箱中储存。带到单位的午餐在吃之前也应该放在低温处储存。带走的菜应该以瓜类、根茎类和花菜类为主，最好再加一个水果。

● 哪些水果、蔬菜的皮不宜食用？

红薯皮：呈褐色或有黑色斑点的红薯皮更不能吃，因这种红薯受真菌感染导致了黑斑病，吃后会引起中毒。

马铃薯皮：马铃薯（土豆）皮内含有不利于人体健康的龙葵素，该生物碱进入人体后会形成积累性中毒。由于是慢性中毒，人体暂时无症状或症状不明显，往往不会引起注意。尤其是长了芽和皮色发青的马铃薯，含龙葵素更高，应绝对禁止食用。

荸荠皮：因荸荠生于肥沃的水泽，皮上会聚集多种有害的、有毒的生物排泄物和化学物质。所以，生食或熟食都应去皮，否则会引起难以预料的疾病。

柿子皮：由于柿子皮口感好，一般人们吃柿子都不吐皮。然而，据医学研究结果证明，柿子未成熟时，可对肠胃造成伤害的单宁主要存在于柿肉内；而柿子成熟后，单宁便会集中于柿皮内。

● 不宜空腹食用的水果有哪些？

柑橘：柑橘含有大量的糖分和有机酸，空腹多吃会对胃黏膜造成不良刺激，使脾胃满闷、嗝酸、吐酸水。

香蕉：香蕉含有较多的镁元素。空腹多吃香蕉，会使人体中的镁骤然升高而破坏血液中的镁钙平衡，对心血管产生抑制作用，不利于身体健康。

柿子：柿子含有柿胶酚、单宁和鞣红素，它们有很强的收敛作用。如果空腹一次食入过多，在胃酸的作用下，上述物质与食物中的纤维素、蛋白质等残渣混合凝固成团，会形成大小不等的胃柿石。小的胃柿石可随粪便排出，大的则会堵塞胃的幽门，形成柿石症。此类病人会出现上腹饱胀、烧灼、疼痛、恶心、呕吐，重时可发生胃机械性阻塞。

● 如何识别市场上的问题水果？

激素草莓：中间有空心、形状不规则又硕大的草莓，一般是激素过量所致。草莓用了催熟剂或其他激素类药后生长期变短，颜色虽然新鲜，但果味却变淡了。

打蜡苹果：别的水果早已干瘪或腐烂，而打蜡的苹果竟仍亮丽如初，如打的蜡是工业蜡的话，会对人体有害。

硫磺香蕉：为了让香蕉表皮变得嫩黄好看，有的不法商贩用二氧化硫来"催熟"。这样"催熟"的香蕉果肉吃上去仍是硬硬的，一点也不甜。二氧化硫对人体是有害的。

有毒西瓜：超标准使用催熟剂、膨大剂及剧毒农药，从而使西瓜带毒。这种西瓜皮上的条纹黄绿不均匀，切开后瓜瓤特别鲜艳，可瓜子却是白色的，吃起来没有甜味。

变色葡萄：一些唯利是图的商贩和果农使用催熟剂——乙烯。使用者把乙烯用水按比例稀释后，将没有成熟的青葡萄放入稀释液中浸湿，过一两天青葡萄就变成"熟透"了的紫葡萄。这样的葡萄会表现出上色过于均匀。

毒桂圆：超标使用二氧化硫对桂圆"催熟"，其产品表面一般会残留硫磺的气味等。吃这样"催熟"的桂圆可造成食物中毒。

● 如何有效防范问题水果？

（1）吃前浸泡清洗。在吃水果之前要尽可能将水果清洗干净，通过表面清洗能有效减少农药残留。可以选择水果专用洗涤剂或添加少量的食用碱浸泡，然后用清水冲洗数次。

（2）削皮后再吃。农药残留主要集中在水果的表皮，由于有的农药不溶于水，简单浸泡还不能解决农药残留问题，吃之前尽可能先削皮以去除水果表皮中的残留农药。

（3）选购经过国家专门机构认证或有产地证明的水果，如无公害水果、绿色水果、有机水果。这些经过国家机构认证的水果，在生产管理时会按照相关要求，对农药使用进行严格控制，含农药较少。

（4）选购新鲜、时令相符的水果。经过长期贮藏或表面光亮的水果要经过保鲜处理，加入的保鲜剂就是一种水果防腐剂，会残留在水果中。目前很多水果都经过了保鲜处理，如柑橘、香蕉、葡萄。最好选购新鲜时令、没有经过保鲜处理的水果。

（5）对于离时令期不远的水果则要多注意是不是经过催熟的。这时候使用的催熟剂一般对身体都有一定的危害。如水果上色过于均匀，水果表面残留有硫磺的气味等，应避免选购。

（6）离时令期较远的反季节水果一般通过使用激素来促进生长，这类水果还有一些奇特的外形。可以通过购买时的选择避免。

（7）要买时令水果，特别是一些浆果类水果。

社区食品营养与安全

（8）霉烂水果不要吃。水果霉烂后会产生一些真菌毒素危害人体的安全，吃时只将腐烂部分挖除还不够，因为毒素已扩散到没烂的部分，所以腐烂水果最好不要吃。

● 烹调时怎样用油才能既保留油的营养成分又避免产生有害物质？

烹调用油时要注意以下几点：

（1）油烧七分热就好，不要热到冒烟才烹调食物。

（2）不同的烹调方式使用不同的油：凉拌或熟食拌油可利用发烟点低但富含单不饱和脂肪酸或多不饱和脂肪酸的油脂（如橄榄油、芝麻油、花生油、山茶籽油等）；一般的煎炒仍可用已提高发烟点的精制黄豆油或玉米油、葵花油等富含单不饱和脂肪酸及多不饱和脂肪酸的油脂。只有在大量煎炸食品时，才考虑烤酥油、棕榈油、猪油等高饱和脂肪酸的高发烟点的油脂。

（3）用过的油不要倒入新油中。炸过的油用来炒菜宜尽快用完，切勿反复多次使用，否则会产生杂环胺等强致突变物质。当油颜色变深，质地变稠，油脂混浊，使用时产生如螃蟹吐出的气泡时，就应丢弃，不可再用。

（4）储藏食用油应选择阴凉、干燥、无日光直射的地方。

（5）使用完后，应立即将瓶盖盖紧。

（6）如果另外盛装时，盛装的容器要干燥、清洁。

（7）棕色玻璃容器比塑料容器易于储存，因油被光线照射后会逐渐变质。

社区食品营养与安全

● 植物油要精炼才能保证质量吗？

植物油在提炼（包括精炼和脱臭）过程中可以去掉植物难闻的气味和一些有毒物质。但是在去除这些杂质的同时，许多维生素等对身体有益的物质也随之失去了。据美国营养学家研究发现，未经精炼的植物油中所含的维生素 E 可以防止维生素 A、维生素 D、维生素 K 的氧化破坏。油脂精炼后虽不易酸败，但只能供应能量，其他营养价值大量减少。这种油脂越来越普遍，如精炼油、人造奶油等（含大量反式脂肪酸，慎用）。

● 植物油可用于煎炸吗？

当植物油经过长时间的加热时，其不饱和脂肪酸会被破坏，并增加反式脂肪酸含量。例如，用来炸油条、炸鸡、煎葱油饼所用的植物油，由于重复的加热作用，最终会变成对血管不利的反式脂肪酸。因此，不宜用植物油来煎炸食品。炒菜时，在烹调油热后即可放入食品，不要等待油脂烧到过熟。

● 如何食用和保存酱油？

由于酱油在生产、储存、运输、销售等过程中，可因卫生条件不良而造成污染，甚至混入肠道致病菌，人吃了未经消毒处理的散装酱油后，对健康不利。据科学实验证明，伤寒沙门菌在酱油中能生存 20 天，痢疾志贺菌在酱油中可生存 2 天。

酱油防霉法：盛放酱油的瓶子切勿混入生水；在放酱油的容器内，放入少许香油，使其表面覆盖一层薄薄的油膜；或瓶内放一段葱白，或几个蒜瓣，或加一点烧酒，也可以防霉。也可以将酱油煮开晾凉后再装瓶。

长了白膜的酱油不能吃。酱油的营养价值较高，含有人体所需的 20 种氨基酸中的 17 种。夏天，酱油很容易长出一层白膜，这是产膜性酵母污染酱油后引起酱油发霉的现象，吃了对人体有害。

● 豆腐和豆浆应如何保存？

豆腐和豆浆是富含蛋白质的食品。蛋白质是细菌的良好培养基。一旦加工过程中杀菌不彻底，或受到污染，细菌在营养丰富的豆制品中会以成倍的速度迅速地繁殖，从而对人体健康产生严重的损害。人吃了这样的豆制品会引起食物中毒。

豆腐和豆浆放置在温度较高的环境，时间一久极易腐败，在常温下一般也不易久存。夏季最好当天食用，春、秋、冬季最好也不要超过 3 天。

工业化生产的盒装豆腐在 2～8 摄氏度下，可保质 7 天；工业化生产的袋装（复合薄膜）豆腐在 5～10 摄氏度下，保质期为 3 天。

● 饮用豆浆应注意什么？

喝豆浆应选择正确的方法，否则会影响健康。所以，务必注意以下几点：

（1）一定要将豆浆彻底煮开，否则会发生恶心、呕吐、腹泻等中毒症状。当豆浆煮至85～90摄氏度时，皂素因受热膨胀而产生大量气泡，易出现"假沸现象"。如果此时误以为豆浆已煮沸去毒，吃了以后就容易发生恶心、呕吐、腹泻等红细胞凝集素中毒症状。当家庭自制豆浆或煮黄豆时，应在100摄氏度（煮开）的条件下，加热3～5分钟之后，才能放心食用。

（2）豆浆中不能冲入生鸡蛋。因为鸡蛋中可能含有的有害物质没有得到消除，从而不利于人体健康。

（3）不要空腹饮豆浆。空腹饮用豆浆，豆浆里的蛋白质大都会在人体内转化为热量而被消化掉，不能充分起到补益作用。同样的道理，也不要空腹喝牛奶。

（4）不要用保温瓶储存豆浆。若用保温瓶储存豆浆，经过3～4小时豆浆即可酸败变质而不能饮用。

（5）不要过量饮豆浆。一次饮用豆浆过多，易引起过食性蛋白质消化不良症，出现腹胀、腹泻等不适反应。由于豆浆的蛋白质含量丰富，易导致细菌繁殖，最好饮用新鲜并煮透的豆浆。

● 为什么不宜食用干炒黄豆？

干炒黄豆吃起来脆香，很受人喜爱，但它对健康是有害的。

将黄豆炒熟吃，不仅妨碍机体对蛋白质的吸收，还会对人体健康产生有害影响。这是因为黄豆中含有胰蛋白酶抑制物和尿酶、红细胞凝集素等有害因子。这些有害因子不能在干热条件下被分解。如果将黄豆炒得外焦内生，吃后还会引起恶心、呕吐、腹泻等中毒现象。

正确的方法是：将黄豆浸泡后再炒。

● 为什么大米会陈化？ 陈化米有什么害处？ 怎样防止大米陈化？

大米一般分为新粮、陈粮和陈化粮三种。当年的大米属于新粮，第一次储存期限超过 1 年的是陈粮，储存后变质的粮食是陈化粮（一般储存超过 3 年）。

大米经过长时间的贮存后，由于温度、水分等因素的影响，其中的淀粉、脂肪和蛋白质等会发生各种变化，使大米失去原有的色、香、味，其营养成分和食用品质也下降，甚至产生有毒有害物质（如黄曲霉素等）。国家规定，陈化粮只能通过拍卖的方式向特定的饲料加工和酿造企业定向销售，并严格按规定进行使用，倒卖、平价转让、擅自改变使用用途的行为都是违法行为。但笔者认为，陈化粮不宜用于饲料。这是因为，这种方式会把陈化粮中的有害因素如黄曲霉素带入人类的食物链，从而对人体带来危害。这样的例子在现实中已经出现。相关内容参见"牛奶中为什么会有真菌毒素"。

食用被黄曲霉素污染严重的食品后可出现发热、腹痛、呕吐、食欲减退，严重者在 2～3 周内出现肝脾大、肝区疼痛、皮肤和黏膜黄染、腹膜腔积液（腹水）、下肢水肿及肝功能异常等中毒性肝病的表现，也可能出现心脏扩大、肺水肿，甚至痉挛、昏迷等症状。长期摄入则会导致肿瘤。另外，因为陈化粮米粒泛黄，直接生产出来的制品不为市民所接受，于是米粉等生产者又加入了另一种含有甲醛（致癌物质）的漂泊剂，俗称吊白块。这加剧了对人体的危害。

贮存时间、温度、水分和氧气是影响大米陈化的主要因素，另外，大米品种、加工精度、糠粉含量以及虫霉危害也与大米陈化有密切关系。大米陈化程度与贮存时间成正比，即贮存时间愈长，陈化愈重；水分越大，温度越高，加工精度越差，糠粉越多，大米陈化速度就越快。不同类型的大米中，糯米陈化最快，粳米次之，籼米较慢。因此，为保持大米的新鲜品质与食用可口性，应注意减少贮存时间，并保持阴凉、干燥。

● 你知道滥用面粉增白剂的危害吗？

当前，我国的面粉质量不容乐观，滥用面粉增白剂的现象较为严重。国家质量技术监督部门最近几年在各地的面粉质量监督抽查结果表明，一半以上的产品存在增白剂超标或严重超标的问题。面粉增白剂是人工合成的非营养性化学物质，对人体没有任何益处，只有害处。

以下两种增白剂对人体危害最大。

（1）过氧化苯甲酰：它是目前在面粉中普遍使用的增白剂，是一种强氧化剂，不仅会破坏面粉中的维生素A、维生素E等营养成分，而且长期食用会对肝脏造成损害，因此我国已禁止使用。

（2）吊白块：近年来，一些不法生产者把吊白块添加到面粉等食物中进行增白，从而严重危害消费者的身体健康。

社区食品营养与安全

 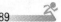

吊白块不是食品添加剂，主要在印染工业中使用。吊白块的化学名称为甲醛合次硫酸氢钠，在高温下有极强的还原性，使其具有漂白作用。其水溶液在 60 摄氏度以上就开始分解为有害物质，在 120 摄氏度以下分解为甲醛、二氧化碳和硫化氢等有毒气体。

上述有毒气体可使人头痛、乏力、食欲差，严重时甚至可致鼻咽癌等。

研究结果表明，口服甲醛 10～20 毫升，或吸入硫化氢气体几口，可导致人不治而亡。

国际癌症研究组织指出，长期接触甲醛者，鼻腔或鼻部发生肿瘤、癌变的机会明显增加。

● 米要多淘久泡吗？

大米不宜多淘，因为米中含有一些水溶性维生素和矿物质，而且它们很大一部分在米粒的外层，多淘或用力搓洗、过度搅拌会使米粒表层的营养素大量随水流失掉。同时，米也不宜久泡。如果淘洗之前久泡，米粒中的矿物质和水溶性维生素会有一部分溶于水中，再经淘洗，损失更大。

在淘米过程中，维生素 B_1（硫胺素）损失率可达 40%～60%，维生素 B_2（核黄素）和烟酸（尼克酸）损失率可达 23%～25%，蛋白质、脂肪、糖类等也会有不同程度的损失。除此之外，米久泡之后还易粉碎。因此，淘米时应注意以下几点：

（1）用凉水淘洗，不要用流水或热水淘洗。

（2）用水量、淘洗次数要尽量减少，以去除泥沙为度。

（3）不要用力搓洗和过度搅拌。

（4）淘米前后均不宜浸泡，淘米后如果已经浸泡，应将浸泡的米水和米一同下锅。

● 为什么在牛奶场或在流动零售点购买生牛奶不安全？

牛奶营养价值很高，微生物也很容易在牛奶中繁殖，未经降温的奶在较高温度下极易变质。因为在挤奶过程中虽然有严格的要求，但也不可避免地在奶中混有牛毛、尘埃、草根以及体细胞等杂质。另外，还会有人兽共患病传染危险。目前，联合国专门会议上提出的在公共卫生方面人兽共患病约有 90 种，如布鲁菌病、结核病、口蹄疫、炭疽等，其致病原可通过乳腺进入牛奶中，威胁着人类健康。

现代化的奶品厂在收购中要求牛奶必须降温到 4～7 摄氏度，防止细菌繁殖；同时，对各项理化和卫生指标的检查，并通过净奶机将牛奶中肉眼看不见的杂质离心除掉，可保证牛奶的卫生和安全。这些现代化的技术、措施、要求，在牛奶场或个体生奶零售点是无法保证的。所以，消费者应购买加工好的牛奶。

● 科学喝奶你知道吗？

（1）袋装奶是采用巴氏灭菌法灭菌的，灭菌效果没有高温瞬间灭菌法好，故袋装奶中可能残留有细菌。因此，喝袋装奶必须煮开了再喝。

（2）空腹喝牛奶会使肠蠕动增加，牛奶在胃内停留时间缩短，营养素不能被充分吸收利用。因此，喝牛奶最好与馒头、面包、玉米粥、豆类等同食。

（3）牛奶不宜与含单宁的饮食同吃，如浓茶、柿子等，这些食物易与牛奶反应而结块成团，影响消化。牛奶与香菇、芹菜、银耳等配合食用，对健康大有益处。

（4）喝牛奶以每天早、晚为宜。清晨喝奶能充分补充人体能量，晚上睡前喝奶具有安神催眠功效。

● 有些人喝牛奶会腹泻是怎么回事？

牛奶是营养食品的首选，可有些人喝牛奶后会出现肠鸣、腹痛甚至腹泻等症状。造成这一症状的原因是因为牛奶中含有乳糖，而个体又缺乏乳糖酶。乳糖占鲜奶含量的 4.8％，它不能直接被肠道吸收，必须经乳糖酶水解为葡萄糖和半乳糖方可被人体吸收。若乳糖酶缺乏，乳糖直接进入结肠或肠道末端，使得微生物大量繁殖，在繁殖过程中会产生有机酸和二氧化碳，引起肠内渗透压升高，导致体液吸入大肠，从而产生腹胀和腹泻，在医学上称之为"乳糖不耐受症"。乳糖酶缺乏一般来讲与遗传因素和早期断奶的饮食习惯有关。

上述症状可以通过以下措施减轻或消除：

（1）少量多次摄入奶制品。即使是乳糖酶缺乏个体，也可耐受少量奶类（120～250毫升），不会出现不耐受症状。限制一天中摄入乳糖总量，一般乳糖限量为12克。少量多次食用也可减轻乳糖不耐受反应，以一次喝牛奶不超过250毫升为宜。只要每次喝牛奶时能掌握合理的间隔时间和每日摄入总奶量，就可避免出现乳糖不耐受症状。

（2）不空腹喝牛奶。乳糖不耐受者，不宜清晨空腹喝牛奶，应在进食其他食物的同时喝牛奶。例如，乳制品与肉类和含脂肪的食物同时食用时，可减轻或不出现乳糖不耐受症状。

（3）选用发酵奶（特别是酸奶）代替鲜奶。发酵奶中的乳糖已有 20%～30%被降解，易于消化吸收。食用酸奶还能改善乳糖消化不良和乳糖不耐受，食用也非常方便。

● 哪些人不宜喝牛奶？

（1）经常接触铅的人：牛奶中的乳糖可促使铅在人体内吸收积蓄，容易引起铅中毒。因此，经常接触铅的人不宜喝牛奶，可以改喝酸奶，因为酸奶中乳糖多已转化成了乳酸。

（2）牛奶过敏者：喝牛奶后会出现腹痛、腹泻等症状，个别严重过敏者，甚至会出现鼻炎、哮喘或荨麻疹等。

（3）反流性食管炎病人：牛奶有降低下食管括约肌压力的作用，从而增加胃液或肠液的反流，加重食管炎。

（4）胃切除手术者：此类病人体内的乳糖酶会减少，乳糖酶减少将导致牛奶中的乳糖不能分解，乳糖集聚过多就会在体内发酵，产生水、乳酸及大量二氧化碳，使病人腹胀。胃切除手术后，由于手术后残留下来的胃囊很小，再喝含乳糖的牛奶，牛奶会迅速地涌入小肠，使原来已不足或缺乏的乳糖酶，更加不足或缺乏。

（5）肠道易激惹综合征病人：肠道易激惹综合征的特点是肠道肌肉运动功能和肠道黏膜分泌黏液对刺激的生理反应

社区食品营养与安全

失常，而无任何肠道结构上的病损，症状主要与精神因素、食物过敏有关，其中包括对牛奶及其制品的过敏。

● 牛奶中为什么会有真菌毒素？

2011 年，国家质检总局通报了一次牛奶的抽检结果，国内某著名牛奶公司生产的某些批次的纯牛奶中黄曲霉素 M_1 超标。这对我国的消费者又一次带来了极大震动。在我国大力提倡饮奶的情况下，消费者特别关注黄曲霉素 M_1 对人体到底有何危害。要回答这个问题，我们首先要了解黄曲霉素。20 世纪 60 年代，在英国发生了 10 万只火鸡突发性死亡事件，后被确认与从巴西进口的花生粕（用作饲料）有关。进一步的调研证明，这些花生粕被一种来自真菌的有毒物质污染。这些研究工作最终使人们发现了黄曲霉产生的有毒代谢物质。黄曲霉素是黄曲霉和寄生曲霉产生的有毒代谢产物。黄曲霉素主要有 B_1、B_2、G_1、G_2 及其代谢产物 M_1、M_2。1993 年，黄曲霉素被世界卫生组织的癌症研究机构划定为一类致癌物，是一种毒性极强的剧毒物质。黄曲霉素的危害性在于对人及动物肝脏组织有破坏作用，严重时可导致肝癌甚至死亡。在天然污染的食品中以黄曲霉素 B_1 最为多见，其毒性和致癌性也最强。其毒性比砒霜大 68 倍，仅次于肉毒霉素，是目前已知真菌中毒性最强的。黄曲霉素 B_1 在玉米、花生、棉花种子以及一些干果中常能检测到，其中以花生和玉米污染最严重。家庭自制发酵食品也能检出黄曲霉素，尤其是高温高湿地区的粮油及其制品中检出率更高。黄曲霉素具有耐热性，一般烹调加工温度不能将其破坏，裂解温度为 280 摄氏度。

黄曲霉素 B_1、B_2 和 G_1、G_2，是经常出现在农产品中的黄曲霉素代表。被黄曲霉素 B_1 和 B_2 污染的饲料被奶牛吃了之后，分别有一小部分在奶牛体内会转化为黄曲霉素 M_1 和 M_2 进入奶中。黄曲霉素 M_1 和 M_2 的毒性虽然比黄曲霉素 B_1、B_2 弱，但仍然具有致癌性。这就是牛奶中黄曲霉素的来源。

黄曲霉素在农产品中几乎无法避免，不想饿死的人类也只好无奈地吃下一些。世界各国都只能设定一个"限量标准"。不超过那个标准，危害就小到可以忽略了。

花生和玉米是最容易被黄曲霉污染的粮食。人们会想到，既然那些被污染的花生、玉米和其他粮食作为饲料会把动物毒死或把毒素引入人类食物链，那么用它们（花生）榨的油呢？同样的原因，用发霉的花生压榨的粗油，黄曲霉素 B_1 同样会很高。按照工业加工的流程，加工出来的"粗油"要经过几步精炼才能生产出合格的油。在我国还有很多榨油作坊生产"粗油"，有的声称"自己榨"的油。如果原料控制不好，油中黄曲霉素 B_1 的含量和毒性，会比超标牛奶中的黄曲霉素 M_1 要高得多。因此，从安全的角度考虑，经过精炼的油更好。

● 如何看待牛奶中的激素？

牛奶是人类重要的食品之一，富含蛋白质、维生素、钙质及其他人类所需的营养素，具有很高的营养价值。各个国家都鼓励人民消费牛奶及乳制品，世界卫生组织也把人均乳

社区食品营养与安全

制品消费量列为衡量一个国家人民生活水平的主要指标之一。但是，现在消费的牛奶中雌激素水平较 100 年前有明显增加。虽然目前各国政府对牛奶中的雌激素标准没有明确的规定，但现代牛奶中雌激素水平及人类长期饮用牛奶是否会对人体健康产生不利影响，正越来越受到消费者的关注。

现代牛奶中的雌激素包括内源性雌激素（即奶牛本身产生的雌激素）和外源性雌激素（即应用于奶牛的雌激素）。但目前普遍认为，在规范用药的前提下雌激素药物残留量可忽略不计。有文献报道，西方饮食中动物源性雌激素主要来源于牛奶和乳制品，占雌激素消费的 $60\% \sim 70\%$。有资料显示，现代牛奶中雌激素、胰岛素样生长因子（IGF-1）含量增加，并可能与一些激素相关性疾病如乳腺肿瘤、卵巢肿瘤和前列腺肿瘤等的发生有关。另外，牛奶中还含有许多抗癌物质，如共轭亚油酸（CLA）、IM-94 小分子白蛋白、维生素 A、维生素 B_2 等。

国外大规模的人群调查发现，每天喝一杯以上牛奶可减少患结直肠癌的危险。一般来说，人们食用牛奶是全面吸收牛奶中的所有物质，其中既包括雌激素、IGF-1 和 5α-孕甾二酮等有致癌作用的物质，也包括很多抗癌物质。

我国目前对于牛奶的安全性管理和相关研究大多集中在食品的微生物指标、重金属指标、农药及抗生素残留指标等方面，而有关牛奶中激素的安全性研究甚少。我国奶牛的饲养主要以小规模、分散型的农户饲养为主，奶源质量控制难度较大，尤其在激素使用方面，如规范使用兽药和严格执行停药期规定等监控较难，有可能造成牛奶中激素含量增加。

不过，目前尚无直接证据证实牛奶中的雌激素对人体有害。

● 如何避免儿童饮食中可能有的生物性污染？

生物性污染主要包括细菌、病毒、真菌及其有毒代谢产物和寄生虫对食品的污染，经常引起儿童食物中毒和胃肠疾病，是危险性较大的一类儿童食品安全问题。

为避免此类污染，家长需特别注意以下几方面：

（1）不给儿童吃生的海鲜。

（2）不吃不新鲜的蔬菜、水果。

（3）凉拌菜充分清洗、消毒。

（4）不让儿童吃剩饭、剩菜。

（5）煮好的食物尽快吃，放置不超过 2 小时（夏季不超过 1 小时）。

（6）因一些病原微生物在低温下仍可以繁殖，所以冰箱不是保险箱，存放食品有一定的期限。打开的罐头、果酱、沙拉酱在冰箱中存放后不给儿童直接吃。打开的果汁在冰箱中存放不超过 1 天。

（7）少给儿童吃含沙拉酱的夹馅面包。

（8）夏季谨慎吃冰棍、冰淇淋。

（9）不给儿童吃熟食肉制品及熟食凉拌菜。

（10）儿童的餐具要经常消毒。

（11）不吃过期食品。

（12）不吃霉变甘蔗。

（13）科学制作儿童食物，加热要彻底，尤其是海产品。

社区食品营养与安全

● 如何避免儿童饮食中的化学物质污染？

污染食品的化学物质有残留农药、兽药、激素、食品添加剂、重金属等。残留农药、兽药和激素对儿童易造成肠道菌群的微生态失调、腹泻、过敏、性早熟等危害。因此，蔬菜、水果的合理清洗、削皮，选择正规厂家的动物性食品原料，不吃过大、催熟的水果等十分重要。

食品添加剂的泛滥是儿童食品中化学性污染的主要问题。街头巷尾的小摊小贩，学校周围的食品摊点，都在出售没有保障的五颜六色的、香味浓郁的劣质食品。近年来，医学界发现中学生肾衰竭、血液病病例，已证实了其为儿童时期食用过多劣质小食品的危害。

儿童的铅污染问题值得关注。与铅有关的食品是皮蛋、爆米花，有关的餐具是陶瓷类制品、彩釉陶瓷用具及水晶器皿，含铅喷漆或油彩制成的儿童玩具、劣质油画棒、图片等是铅暴露的主要途径。因此，儿童经常洗手十分必要。另外，应避免食用内含卡片、玩具的食品。

● 儿童不宜多吃的食物有哪些？

一般来说，儿童食品范围小于成人的食品范围。儿童不宜多吃以下食物：糖果、甜食、巧克力、果冻、方便面、纯净水、洋快餐、冷饮、银杏果。儿童吃果冻导致窒息的事故时有发生。

● 儿童食品安全十大问题你知道吗？

近年来，以儿童为主要消费对象的食品如雨后春笋般涌现，儿童正餐外的食品费用已成为家庭的重要开支项目之一，而且，这些儿童食品在孩子们膳食中的比例越来越大。由于在儿童食品的消费中存在着一些问题，而大多数家长缺乏这方面的知识，不得不引起重视。

问题一：食品中的添加剂。"三精"（糖精、香精、食用色精）在食品中的使用是有国家规定标准的，很多上柜台的儿童食品也确实符合有关标准；但食之过量，会引起不少副作用。

问题二：分不清食品的成分和功能。不少家长往往分不清奶制品与乳酸菌饮料。乳酸菌饮料适用于肠胃不太好的儿童。两者选择不当，反而会引起肠胃不适等症状。

问题三：过分迷信洋食品。从有关部门的抽查结果可以看出，进口儿童食品也并非100%完美。客观地讲，如今的国产儿童食品，从质量和包装上来看，比前几年有很大的进步，不少已达到出口标准，因而不能迷信洋食品。

问题四：用方便面代替正餐。方便面是在没有时间做饭时偶尔用来充饥的食品，其中以面粉为主，又经过高温油炸，蛋白质、维生素、矿物质均严重不足，营养价值较低，还常常存在脂肪氧化的问题。因此，常常食用方便面会导致营养不良。

问题五：过多吃营养滋补品。儿童生长发育所需要的热能、蛋白质、维生素和矿物质主要应通过一日三餐获得。各

社区食品营养与安全

种滋补营养品对身体真正有益的成分仅是微量的，有些甚至具有副作用。

问题六：用乳饮料代替牛奶，用果汁饮料代替水果。现在，家长们受广告的影响，往往用"钙奶、果奶"之类的乳饮料代替牛奶，用果汁饮料代替水果给孩子增加营养。殊不知，两者之间有着天壤之别，饮料根本无法代替牛奶和水果带给孩子的营养和健康。

问题七：用甜饮料解渴，餐前必喝饮料。甜饮料中含糖达 10% 以上，喝后具有饱腹感，妨碍儿童正餐时的食欲。若要解渴，最好喝白开水，它不仅容易吸收，而且可以帮助身体排除废物，不增加肾脏的负担。

问题八：吃大量巧克力、甜点和冷饮。甜味是人出生后本能喜爱的味道，其他味觉是后天形成的。如果一味沉溺于甜味之中，儿童的味觉将发育不良，无法感受天然食物的清淡滋味，甚至影响到大脑的发育。同时甜食、冷饮中含有大量糖分，其出众的口感主要依赖于添加剂，而这类食品中维生素、矿物质含量低，会加剧营养不平衡的状况，引起儿童虚胖。

问题九：长期食用"精食"。长期吃精细食物，不仅会因减少 B 族维生素的摄入而影响神经系统发育，还可能因铬元素缺乏"株连"视力。铬含量不足会使胰岛素的活性减退，调节血糖浓度的能力下降，致使食物中的糖分不能正常代谢而滞留于血液中，导致眼睛屈光度改变，最终造成近视。

问题十：过分偏食。儿童食物过敏者中大约 30% 是由于偏食造成的。食物中的某些成分可使人体细胞发生中毒反应。长期偏食某种食物会导致某些"毒性"成分在体内蓄积。当蓄积量达到或超过体内细胞的耐受量时，就会出现中毒症状。大量研究资料显示，不科学的饮食作为一个致病因素，对儿童健康的影响并不比细胞、病毒等病原微生物小。

● 食品生产企业应办理哪些证件后才能投产？

食品生产企业应办理下列证件后才能投产：《食品生产许可证》、《卫生许可证》、从业人员《健康证明》、《工商执照》。这些证件可分别到质监局、卫生监督所及工商局办理。

● 劣质的食品包装对健康的危害究竟有多大？

食品的接触材料直接关系到食品安全。劣质包装材料虽然不像感染病毒、细菌那样对消费者的身体造成立竿见影的危害，但这些产品在长期反复使用的情况下，有毒有害物质会迁移到食物中。通过食用积累可导致慢性中毒，对儿童和青少年的成长发育尤其不利。

劣质餐盒遇热或油脂会释放出致癌化学物质，苯超标易诱发癌症及血液病；某些铅的化合物能溶于热酒精和酸性饮料，分解出铅离子，除了致癌，还会影响孩子的智力发育。塑料制品中的增塑剂会影响免疫和生殖功能，甚至还会导致癌症。

消费者在购买食品或食品用塑料包装、容器、工具等产品时，要注意包装上有无"QS"标志和数字编号。

社区食品营养与安全

● 你会选塑料制品吗？

你会拿用过的饮料瓶子当水杯使用吗？你知道哪些塑料容器盛放热水会释放有毒致癌物质吗？其实，每个塑料容器都有一个小小身份证——一个三角形的符号，一般就在塑料容器的底部。三角形里边有1～7数字，每个编号代表一种塑料容器，它们的制作材料不同，在使用上、禁忌上也存在不同。代码、塑料名称与对应的缩写符号如下所示：

1号：聚乙烯对苯二甲酸脂（PET）。这种材料制作的容器俗称"宝特瓶"，常见的有矿泉水瓶、碳酸饮料瓶等，只适合装暖饮或冻饮，装高温液体或加热至70摄氏度则易变形，并有对人体有害的物质溶出。科学家发现，1号塑料品用了10个月后，可能释放出DEHP［邻苯二甲酸二（2-乙基己基）酯］，对生殖系统具有毒性。因此，饮料瓶等用完了就应丢掉，不要再用来作水杯，不能装酒、油等物质，以免引发健康问题而得不偿失。

2号：高密度聚乙烯（HDPE）。食用油、清洁剂、沐浴乳、洗发精、白色药瓶、农药等的容器多以HDPE制造。容器多半不透明，手感似腊。这类容器不容易彻底清洁，不要再用来作水杯，或者用来作储物容器装其他物品循环使用。

3号：聚氯乙烯（PVC）。多用以制造水管、雨衣、书包、建材、塑料膜、塑料盒等器物。其可塑性优良，价格便宜，故使用很普遍。这类塑料怕热，只能耐受81摄氏度，遇到高温和油脂时，容易析出氯乙烯及防老化剂、增塑剂中的有害物质。氯乙烯单体可诱发肿瘤。含铅盐防老化剂中的有害重金属铅，增塑剂中的邻苯二甲酸酯具有雌激素作用，对生殖系统，特别是男性生殖系统有影响。这种材料现在已经较少用于包装食品了。这种材料制作的产品难清洗、易残留有害物质，不要循环使用。不要购买用其装的饮品。

4号：低密度聚乙烯（LDPE），是聚乙烯（PE）中的一种。随处可见的塑料袋多以 LDPE 制造。我们平常使用的保鲜膜、塑料膜便是用 PE 塑料制成的。虽然 PE 的透明度和拉伸性能不如 PVC，但 PE 保鲜膜更加安全，选购时要认"4"不认"3"。通常，合格的 PE 保鲜膜在遇温度超过110 摄氏度时会出现热熔现象，会留下一些人体无法分解的塑料制剂。并且，用保鲜膜包裹食物加热，食物中的油脂很容易将保鲜膜中的有害物质溶解出来。因此，食物入微波炉前，先要取下包裹着的保鲜膜。保鲜膜别进微波炉。

5号：聚丙烯（PP），多用以制造豆浆瓶、优酪乳瓶、果汁饮料瓶、水桶和微波炉用食物容器等。其熔点高达167 摄氏度，这种材料制作的塑料盒是唯一可以放进微波炉的，可在小心清洁后重复使用。但是，有些微波炉餐盒，盒体以 5 号 PP 制造，但盒盖却以 1 号 PE 制造，由于 PE 不能耐受高温，故盒盖不能与盒体一并放进微波炉。值得注意的是，PP 生产工艺中要加防老化剂，而有些防老化剂（如含铅盐）对人体是有害的。

6号：聚苯乙烯（PS）。由于其吸水性低，多用以制造建材、玩具、文具、滚轮，还有速食店盛装饮料的杯盒或一次性餐具。常见碗装泡面盒、快餐盒，不能放进微波炉中，

社区食品营养与安全

也不能盛放酸碱性强的食物，以免因温度过高、装酸（如醋）或碱性物质后，分解出致癌物质——丙烯腈和对人体有害的聚苯乙烯单体。一定要避免用快餐盒打包滚烫的食物。

7号：PC其他类，多用以制造水壶、太空杯、奶瓶。因制作过程中需要添加双酚A，故此类塑料容器可能会残留双酚A。使用这类容器时很容易释放出有毒物质双酚A，对人体有害，选购奶瓶时尤其要注意。因PC中残留的双酚A，温度愈高释放愈多，速度也愈快，故不应以PC水瓶盛热水，以免增加双酚A（万一有的话）释放的速度及浓度。如果你的水壶编号为7，下列方法可降低风险：①使用时勿加热；②不用洗碗机、烘碗机清洗水壶；③不让水壶在阳光下直晒；④第一次使用前，用小苏打粉加温水清洗，在室温中自然晾干；⑤如果容器有任何摔伤或破损，建议停止使用，因为塑料制品表面如果有细微的坑纹，容易藏细菌；⑥避免反复使用已经老化的塑料器具。

"按照国家相关规定，循环使用的饮用水水桶必须由食品级聚碳酸酯（PC）材料制成，PET水桶则明令禁止。"

● 如何选购保鲜膜？

保鲜膜作为日常生活用品，被百姓熟知。保鲜膜有哪些材质？何种材质的可以包装含油脂的食品？何种保鲜膜可以放入微波炉加热？这些问题是我们消费者要关注的问题。特别是2005年日、韩致癌保鲜膜转道中国的报道，让人对PVC保鲜膜忌惮万分。

目前市场上出售的保鲜膜从原材料上主要分为三大类：

第一类是聚乙烯（PE 或 LDPE），广泛应用于食品包装，在超市采购的半成品大部分使用的是这种包装。它的防潮性、透气性好，适用包装短期存放的花生、饼干、新鲜水果等；但因其阻气性较差，不宜用来包装对阻气性特别是阻氧要求较高的油脂类等食品。

第二类是聚偏二氯乙烯（PVDC），主要用于一些熟食、火腿等阻隔性能要求较高的食品。但因其成本高，在零售市场上较少见。

第三类是聚氯乙烯（PVC），可以用于食品包装，但只能有限使用，它对人体的健康有一定的影响。可以用来包装蔬菜、水果等，但不能直接包装肉食、熟食及油脂食品，且不能直接加热，不能在高温下使用。聚氯乙烯中的氯乙烯单体为致癌物，随着食品被人体摄入后，可引起肝功能异常、消化功能障碍等疾病。另外，生产聚氯乙烯保鲜膜过程中使用的增塑剂会在使用过程中慢慢外渗，尤其是遇到含油脂的食物。而增塑剂食用后会干扰人体内分泌，引起妇女乳腺癌、新生儿先天性缺陷、男性生殖功能障碍等。目前，我国已经禁止生产或进出口含有增塑剂（己二酸二异辛酯）的聚氯乙烯食品保鲜膜。

保鲜膜应标示有食品用字样；对于聚氯乙烯自粘保鲜膜应标示"不能接触带油脂食品"、"不得微波炉加热"、"不得高温使用"等警示语；如保鲜膜标称可微波炉加热使用时，应标示加热方式、最高耐温温度等内容。

消费者在购买 PE 或 PVC 保鲜膜时，只要掌握一定方法，是可以辨别其种类的。

社区食品营养与安全

（1）肉眼看：看它有没有产品说明，有没有"QS"标识、编号和生产厂家详细地址。如果上面标示着聚乙烯（PE）保鲜膜，就可以放心使用；如果写着聚氯乙烯（PVC）或者是没有写材质的话，那就尽量不要选购。PE材质的透明性较差，颜色发白，被覆盖的食物看上去模糊不清；PVC材质的光泽度好，看上去清晰透彻。

（2）用手拉：PE材质的较为柔软，用手揉搓以后容易打开；PVC材质的韧性强，能够大幅度拉宽拉长，但因黏性较好，用手揉搓后不好展开，容易粘在手上。

（3）用火烧：PE保鲜膜点燃后，火焰呈黄色，有蜡烛燃烧的味道，有滴油现象，离开火源后仍会继续燃烧，无味；PVC保鲜膜用火点燃后火焰呈黄绿色，没有滴油现象，离开火源后会熄灭，而且有强烈刺鼻的异味。

● 如何正确使用保鲜膜？

按照用途来分类，市场上的保鲜膜大体分为两类：一类是普通保鲜膜，适用于冰箱保鲜；另一类是微波炉保鲜膜，既可用于冰箱保鲜，也可用于微波炉加热。后一种保鲜膜在耐热、无毒性等方面远远优于普通保鲜膜。一般而言，正确使用保鲜膜的食品可以在常温下保鲜一周左右。

（1）使用保鲜膜时如器皿上面覆盖保鲜膜，不要装满以免碰到食物。在使用微波炉保鲜膜时避免食物和薄膜接触，尤其是油性较大的食品。

（2）加热油性较大的食物时，应将保鲜膜与食品保持隔离状态，不要使二者直接接触。因为食物被加热时，食物油可能会达到很高的温度，使保鲜膜发生破损，粘在食物上。

（3）加热食物时覆盖器皿的保鲜膜应该扎上几个小孔，以免爆破。加热时还应注意保鲜膜所能承受的温度，严格按照品牌上面标注的温度加热或者选择耐热性更好的保鲜膜。

（4）各品牌保鲜膜所标注的最高耐热温度各不相同，有的相差 10 摄氏度左右，微波炉内的温度较高时一般会达到 110 摄氏度左右。需要长时间加热时，应注意选择耐热性较高的保鲜膜。

● 如何鉴别装食品的塑料袋有无毒性？

一般说来，有颜色的塑料袋，特别是黑色的塑料袋最好不要用来装食物。此外，日常简单的鉴别方法有以下三种：

一感：无毒的塑料袋呈乳白色或无色透明，手感润滑，表面就像涂了一层蜡一样；而有毒的塑料袋颜色混浊，会呈现出黄、红、黑等不同颜色，手感也较为毛糙。

二抖：抓住塑料袋用力抖动，声音清脆的一般无毒，而声音闷涩的则大多数为有毒的。

三烧：无毒的塑料袋易燃，且燃烧时会像蜡烛一样滴落，还伴有类似蜡烛燃烧的气味；有毒的塑料袋一般不易燃，火焰容易熄灭，软化后能拉成丝状。

一般来说，有颜色的塑料袋九成不合格，不能用来装食物，特别是黑色的塑料袋则更为危险。

● 购买食盐有什么讲究？

国内最近发生多起亚硝酸盐食物中毒事件，导致多人死亡，主要是由食用工业盐所致。工业盐主要用于制碱、锅炉软水、染料、肥皂及洗衣粉、饲料加工等领域，而流入食用领域，其危害不小。因其内含有亚硝酸盐等成分，人吃了会发生急、慢性中毒。一般而言，人只要摄入 $0.2\sim0.5$ 克的亚硝酸盐，就会引起中毒；摄入 3 克亚硝酸盐，就可致人死亡。同时，工业盐不含碘，摄入这样的盐会导致人体缺碘。缺碘对人类最大的危害是造成智力损害，甚至智力残疾。孕妇缺碘可导致流产、早产、死产和先天性畸形儿，更重要的是严重影响胎儿大脑的正常发育；而且危害一旦造成，后期再补碘已无济于事。儿童缺碘会影响生长发育。卫生部发布食品卫生预警公告，提醒民众要从正规商业网点购买食盐，千万不要购买私盐以及使用来历不明的"盐"类物质，以防止亚硝酸盐食物中毒。

● 吃碘盐会有危险吗？

碘是人体必需的微量元素，但是过多摄入或摄入不足均会使人体受到严重危害。

近年来，有关学者和公众对我国普及食盐加碘策略的科学性，尤其是沿海地区居民食用碘盐防治碘缺乏病是否存在碘摄入过多等情况十分关注。为了解沿海地区居民的碘营养状况，2009 年 5 月至 12 月，中国疾病预防控制中心地方病控制中心、营养与食品安全所在辽宁、上海、浙江和福建 4 个省（市）组织开展了沿海地区居民碘营养状况和膳食碘摄入量调查。结果表明，我国除高水碘地区外，绝大多数地区居民的碘营养状况处于适宜和安全水平；沿海地区居民碘营养总体水平适宜，但仍有一定比例的孕妇碘营养不足；沿海地区居民从膳食中（包括碘盐）获得的碘量是安全的；沿海地区水产品不是膳食碘摄入的主要来源，食盐中的含碘量以及食盐的消费量对于膳食碘的摄入量贡献率约占80%，食盐中的碘是膳食碘摄入的主要来源。因此，沿海地区还应坚持食盐加碘为主的防治碘缺乏病策略；同时，要密切关注孕妇碘营养不足问题，保护婴幼儿免受碘缺乏的危害。

综上可知，食盐加碘并未造成我国居民的碘摄入过量；我国居民碘缺乏的健康风险大于碘过量的健康风险。因此，继续实施食盐加碘策略对于提高包括沿海地区在内的大部分地区居民的碘营养状况十分必要。但对于加碘量不再采取一刀切的方式，卫生部已经修订《食用盐碘含量》标准，不同地区，根据当地碘的营养状况，制定食盐加碘量。所以，我们可以放心食用合格的碘盐。

● 油炸、烧烤食品中可能会有哪些危险因素？

油炸食品常见的主要有油条、炸薯条、炸鸡翅，以及各种油炸的糕点等；烧烤食品主要有羊肉串系列食品。这些食品在营养学上称为"垃圾食品"——高热量、高脂肪，而营养价值不高，并且会导致多种疾病的发生。但是，油炸、烧烤食品以其特有的美味吸引着大家，人们一般都会禁不住诱惑。那么油炸、烧烤食品到底有哪些危险因素呢？

许多研究证实，油炸、烧烤食品确实对人体有很大危害。食品成分在烹调加工经高温可热解或热聚反应形成有害物质。例如，食物中的脂肪在高温下容易形成多环芳烃〔以

社区食品营养与安全

苯并(a)芘为代表]，食物中的蛋白质和氨基酸在200摄氏度会热解而产生杂环胺，淀粉类食品在温度为120摄氏度以上的加工过程中会形成丙烯酰胺。值得注意的是，有调查发现，消费者通过食物所摄入的杂环胺总量与动物试验中得出的致癌剂量在同一个数量级，尤以少年儿童为主。这些物质都具有明显致癌性，或致突变作用，能诱发多种良性或恶性肿瘤。经常食用这类食物，癌症发生的危险性会增高很多。另外，油炸食品含油太高，经常食用会导致高血压、肥胖症、糖尿病、脂肪肝等慢性疾病。近来通过全国营养调查发现，我国成人和儿童的超重与肥胖发病率都大大提高，而且慢性疾病的发病年龄有越来越低的趋势。这不能不引起人们的重视。

● 通过什么方式可以降低吃油炸、 烧烤食品带来的危险呢？

　　油炸、烧烤食品有这么多危害，是否就要谈之色变，一点不吃呢？也不是，相信很多人还是会经受不住诱惑的。那么也不要担心，在健康和口福之间我们只要把握好度，还是可以享受美味的。这个度就是要少吃和采取适当方法加工。因为人体本身有一定的解毒功能，适当地少吃一点这些食品，其中的有害物质会被人体肝脏分解而难以蓄积；另外，适当的加工方法会降低有害物质的产生。所以，不必对这些食品谈之色变。以下方法有助于降低烧烤、油炸食物带来的危险：

　　（1）选择瘦肉和鱼，选择少脂肪的用于烧烤。

社区生活健康丛书

社区食品营养与安全

（2）不要高温过度烹饪，尤其是要避免表面烧焦。不要吃烧焦的食品，或者将烧焦部分去除后再吃。

（3）微波炉烹调的食品中致突变物含量很低，所以推荐使用微波炉。

（4）肉类在烹调之前先用微波炉预热，可显著降低致突变性和杂环胺的生成量。其原因是微波炉加热可去除大部分杂环胺的前体物——肌酸。

（5）烧烤肉类和鱼时不要将食品与明火直接接触，用铝箔包裹后烧烤可有效防止烧焦从而减少苯并(a)芘、杂环胺的形成。

（6）美国堪萨斯州立大学和美国食品科学研究所的研究人员发现，在烤之前先把肉用淹泡汁泡一下，就可以让烤肉杂环胺的量降低 57%～88%。这是由于淹泡汁含有香料和香草，这些成分所含有的抗氧化剂可以降解肉在烧烤过程中产生的杂环胺。

（7）吃油炸、烧烤食品时，尽量搭配青椒、西红柿等富含维生素 C 的蔬菜，维生素 C 能阻碍致癌物质的形成；烧烤加啤酒的老"食谱"可增加（最好改喝）大麦茶和果汁等饮品；有着"地里长出的'青霉素'"之称的大蒜等，也是烧烤餐桌上必不可少的搭配。另外，吃完烧烤后最好马上吃一个猕猴桃或是两个中等大小的西红柿或者其他水果。

● 镉超标大米对人体有危害吗？

2007 年，有学者和他的研究团队，在全国六个地区（华东、东北、华中、西南、华南和华北）县级以上市场随

社区食品营养与安全

机采购大米样品 91 个，结果发现 10％左右的市售大米镉超标。中国大米的重金属污染主要在南方，在北方只是零星的分布。根据学者抽样调查的结果显示，中国污染大米至少分布在四川德阳市、贵州铜仁市万山特区、广西阳朔县兴坪镇思的村、湖南湘西州凤凰铅锌矿区、浙江遂昌县、江西大余县钨矿区、广东大宝山矿区、辽宁沈抚河灌区李石开发区等。由于我国 65％的人口以稻米为主食，因而未来的中国农产品安全问题中，重金属污染将成为主要的公共卫生问题。

1931 年发生在日本富山县的"痛痛病"，是镉环境污染进而导致人体慢性镉中毒的典型案例。镉及其化合物可以经过呼吸道和消化道进入人体。长期接触一定剂量的镉主要导致肾脏损害，表现为尿中含大量低分子质量的蛋白质；由于肾小管功能受损，造成钙、磷和维生素 D 代谢障碍，进而造成骨质软化和疏松，严重者极易发生病理性骨折，严重影响病人的劳动能力和生存质量。相关的流行病学研究还提示，慢性镉中毒病人可能出现神经系统、免疫系统、生殖系统损害，以及肿瘤的发生率增高。

我国消费大米的人口众多，粮食的流通趋势有可能带来消费镉超标大米人数的增加。目前，环境镉污染带有显著的地域性，城市居民由于消费大米来源多样化，且城市的食品安全监测体系相对完善，所以，面临显著镉污染威胁的人群当属在污染地区自己生产、自己消费的群体。镉污染的现实威胁，在于目前医学上还没有特效的解毒药物，而进入到人体的镉生物学半衰期长达 10～30 年。

社区生活健康丛书

社区食品营养与安全

另外，有研究数据表明，水产品和动物肾脏的镉超标比例比大米还高得多，有这两种食物偏好的人将存在更大风险。吸烟亦是吸入镉的一大渠道。烟雾中近一半的镉都会被人体吸入，最终大约有 30％会被人体吸收，这个数值是经消化道吸收的 6 倍。每抽一包香烟至少会有约 2 微克的镉吸收入人体。因为烟草和稻谷一样，也是富集镉的。生长在镉污染土壤中的烟草制成的香烟，镉的摄入量会成倍增加。

目前，含镉的食品若不借助仪器检测，肉眼无法识别。对于个人而言，食物多样化、不要总是食用一个地方的大米、戒烟、不去大气污染严重的区域等都是很好的规避镉中毒的措施。

减少镉污染还应该从我做起：尽量购买环保电池；使用后的含镉电池应集中回收，不要随便丢弃。

● 黄梅季节如何防止食品发霉？

在黄梅季节，粮食、面粉、干香菇、木耳、笋干、坚果、干辣椒、干萝卜、干咸鱼、海米等干制品都容易受潮。真菌易在潮湿的环境繁殖，一旦食品被真菌污染，不仅变色、变味，营养价值下降，更为严重的是，真菌在食品上的繁殖会产生真菌毒素，引起人体急性中毒、慢性中毒、致畸和致癌，甚至使体内遗传物质发生突变等。

在梅雨季节，干香菇、木耳、笋干、坚果、干辣椒、干萝卜等干货应置于密封的容器内保存，有条件的应在容器内放置干燥剂。米、面粉等应储存在通风干燥处，这样可大幅度降低真菌产毒的数量。真菌在低温条件下繁殖速度会减

社区食品营养与安全

慢，因此冰箱也是一种特殊的"干燥箱"，既保持低温，又能干燥。建议可把干咸鱼、海米放到冰箱里。

另外，需提醒的是霉变的花生、玉米千万不能吃，因为它们是黄曲霉菌最易生长并产生毒素的食品，而黄曲霉素的摄入与肝癌的发生密切相关。因此，对霉变的食品，千万不要吝惜，一定要及时丢掉，否则容易引起食物中毒。

● 什么是食源性疾病？

世界卫生组织给食源性疾病的定义为："食源性疾病是指通过摄食进入人体内的各种致病因子引起的、通常具有感染性质或中毒性质的一类疾病"。它是通过食物传播的方式和途径致使病原物质进入人体并引起的中毒性或感染性疾病。

食源性疾病包括以下六大类。

（1）食物中毒。

（2）食源性肠道传染病：因进食了被各种致病菌（如霍乱弧菌、沙门菌、志贺菌等）、病毒（如甲型肝炎病毒、轮状病毒、脊髓灰质炎病毒等）污染的食物和饮水而引起的细菌性及病毒性肠道传染性疾病。

（3）食源性寄生虫病：因进食了带有囊尾蚴、旋毛虫等人畜共患寄生虫的畜肉，或进食了生的或半生不熟的感染过吸虫（如华支睾吸虫）、线虫（如有棘颚口线虫）的鱼、虾、喇咕（"龙虾"）、蛙等食物后引起的人体寄生虫感染性疾病。

（4）食源性化学物质污染食物引起的慢性中毒。

（5）食源性放射性病：进食了因各种原因沾染了放射性

核素的食品，可引起内照射放射性疾病。

(6) 其他：如食源性变态反应性疾病，暴饮暴食引起的急性胃肠炎，酒精（乙醇）中毒等。

● 什么是食物中毒？

食物中毒是指人摄入了含有生物性、化学性有毒有害物质后或把有毒有害物质当作食物摄入后所出现的非传染性的急性或亚急性疾病，属于食源性疾病范畴。食物中毒既不包括因暴饮暴食而引起的急性胃肠炎、食源性肠道传染病（如伤寒）和寄生虫病（如绦虫病），也不包括因一次大量或者长期少量摄入某些有毒有害物质而引起的以慢性毒性为主要特征（如致畸、致癌、致突变）的疾病。

● 食物中毒有哪些特点？

(1) 发病呈暴发性，潜伏期短，来势急剧，短时间内可能有多数人发病，发病曲线呈突然上升的趋势。

(2) 中毒病人一般具有相似的临床症状，常常出现恶心、呕吐、腹痛、腹泻等消化道症状。

(3) 发病与食物有关。病人在近期内都吃过同样的食物，发病范围局限在食用该类有毒食物的人群，停止吃该食物后发病很快停止，发病曲线在突然上升之后呈突然下降趋势。

(4) 没有个人与个人之间的传染过程，食物中毒病人对健康人不具有传染性。

社区食品营养与安全

● 食物中毒发生的主要原因有哪些？

正常情况下，一般食物并不具有毒性。可能使食物产生毒性的有害物质多种多样，食物被污染的途径也异常复杂。食物从农田到餐桌要经许多环节，如生产、加工、销售、保存、制作、食用等环节，有很多因素可以使食物具有毒性。例如，食用未经检疫的病死家畜肉加工的肉制品，食用掺假的牛乳以及加工的奶粉，把亚硝酸盐当食盐，食用不新鲜的鲐鱼生产的罐头，食用非食品原料——工业酒精或甲醇兑制的"配制酒"，都曾引起食物中毒。使用不符合食品安全标准的食品添加剂或加工助剂（含砷等毒物质）也曾造成食物中毒。生产工艺、设备、容器和包装材料不符合卫生要求也可使食品污染而带有毒性。

食物产生毒性并引起食物中毒主要有以下几种原因：

（1）某些致病性微生物污染食物并急剧繁殖，以致食物中存有大量活菌（如沙门菌）或产生大量毒素（如金黄色葡萄球菌产生的肠毒素）。

（2）有毒化学物质混入食物并达到能引起急性中毒的剂量（如农药的污染）。

（3）食物本身含有毒成分（如河鲀含有河鲀毒素），而加工、烹调方法不当，未能将毒素除去。

（4）食物在贮存过程中，由于贮藏条件不当而产生了有毒物质（如马铃薯发芽产生龙葵素）。

（5）先进用具使用不当。随着生活水平的提高，家家户户添置了冰箱、冰柜等冷藏设备，很多人认为将食品放入其中不会发生变质现象；但这些先进用具只能起到延缓变质的作用，甚至对有些致病菌还起到保护作用。时间－温度控制差错和交叉污染，可能是食物中毒的常见促成因子。

（6）进食含有毒成分的某些动植物，如食入毒藻的海水鱼、贝类，采用有毒蜜源植物酿的蜂蜜。这些动植物起着毒素的转移与富集作用。

（7）某些外形与食物相似，而实际含有毒成分的植物（如毒蕈等），被作为食物误食而引起中毒。

● 食物中毒有哪几种类型？

食物中毒大致可分为细菌性食物中毒、真菌毒素性食物中毒、动物性食物中毒、植物性食物中毒和化学性食物中毒五种类型。

（1）细菌性食物中毒：指人吃了含有细菌或细菌毒素的食品而引起的食物中毒，是食物中毒中最常见的一类。其发病率较高而病死率较低，有明显的季节性。细菌性食物中毒的发生与不同区域人群的饮食习惯有密切关系。我国吃畜禽肉、禽蛋类较多，特别是农村吃病死畜禽肉尤为突出，多年来一直以沙门菌食物中毒居首位。

（2）真菌毒素性食物中毒：真菌在谷物或其他食品中生长繁殖，产生有毒的代谢产物，人和动物吃了这种毒性物质发生的中毒，称为真菌毒素性食物中毒，其发病率较高，死亡率因菌种及其毒素种类而异。中毒发生主要通过被真菌污染的食品，用一般的烹调方法加热处理不能破坏食品中的真菌毒素。真菌生长繁殖及产生毒素需要一定的温度和湿度，

社区食品营养与安全

因此真菌毒素性食物中毒往往有比较明显的季节性和地区性。

（3）动物性食物中毒：吃了动物性中毒食品引起的食物中毒即为动物性食物中毒。动物性中毒食品主要有两种，即将天然含有有毒成分的动物或动物的某一部分当作食品和在一定条件下产生了大量有毒成分的可食动物性食品，其发病率、病死率较高。近年来，我国发生的动物性食物中毒主要是河鲀中毒，其次是鱼胆中毒。

（4）植物性食物中毒：一般因误吃有毒植物或有毒的植物种子，或烹调加工方法不当，没有把植物中的有毒物质去掉而引起。其发病率高，病死率因植物种类而异。最常见的植物性食物中毒为菜豆中毒、毒蘑菇中毒。可引起死亡的植物有毒蘑菇、马铃薯、曼陀罗、银杏、苦杏仁、桐油等。植物性中毒多数没有特效疗法。对一些能引起死亡的严重中毒，尽早排除毒物对中毒者的预后非常重要。

（5）化学性食物中毒：吃了化学性中毒食品引起的食物中毒即为化学性食物中毒。化学性食物中毒的发病特点是：发病与进食时间、食用量有关。发病率和病死率均比较高。一般进食后不久发病，常有群体性，病人有相同的临床表现。剩余食品、呕吐物、血和尿等样品中可测出有关化学毒物。在处理化学性食物中毒时应突出一个"快"字！及时处理不但对挽救病人生命十分重要，同时对控制事态发展，特别是群体中毒和一时尚未明确的化学毒物时更为重要。

● 夏季有哪些食物容易引起细菌性食物中毒？

引起细菌性食物中毒的食物主要为动物性食物，如肉、鱼、奶、蛋等及其制品。植物性食品如剩饭、糯米糕、豆制品、面类发酵食品也能引起细菌性食物中毒。食品被致病性微生物污染后，在适宜的温度、水分、pH值和营养条件下，微生物急剧大量繁殖，在吃前不经加热和加热不彻底；或熟食品又受到病原菌的严重污染并在较高室温下存放；或生熟食品交叉污染，经过一段时间微生物大量繁殖，从而使食品含有大量活的致病菌或其产生的毒素，以至吃后引起中毒。因此，食物保存不当或未及时冷藏，吃前未能彻底加热，也是引起细菌性食物中毒的原因之一。

要想杜绝食物中毒，应注意尽量不要在路边小摊购买肉制品，尤其是散装肉制品。以往的夏季食物中毒事件分析表明，路边小摊卫生条件差，肉制品沾染细菌的机会更大，而且散装肉制品大多没有冷藏设备，保质保鲜时间短，质量根本无法保证。正规商场或专卖店的配套设施完备，可以在那里放心购买肉制品，而且其供货渠道比较固定，即使发生不测，执法部门也能查清来源进行补救。

● 生活中哪些食物容易引起中毒？

（1）多叶蔬菜：如小白菜等。菜农为了蔬菜长得好、不被虫害，常使用高浓度农药喷洒蔬菜，而且提早上市。

（2）没有煮熟、外表呈青色的菜豆（四季豆）：含有皂苷和胰蛋白酶抑制物，吃后易中毒。皂苷还会破坏红细胞引

社区食品营养与安全

起溶血等。故烧煮四季豆一定要烧熟煮透，千万不能贪图生嫩，否则就会引起中毒。

（3）发芽马铃薯（土豆）和青色番茄：均含有龙葵素毒性物质，吃后会发生头晕、呕吐、流涎等中毒症状。马铃薯生芽过多或皮肉变黑、变绿时不能吃。若发芽很少，应彻底挖去芽和芽眼周围的肉；另外，因龙葵素易溶于水，可用清水浸泡半小时左右再煮食。

（4）用化肥生发的豆芽：因化肥都是含氨类化合物，在细菌作用下，可转变为亚硝胺，长期吃可使人患胃癌、食管癌、肝癌等疾病。

（5）鲜黄花菜（金针菜）：含有秋水仙碱。当吃了大量未经煮泡去水或急炒加热不彻底的鲜黄花菜后，会出现急性胃肠炎。

（6）鲜木耳：含有卟啉类光感物质，它对光线敏感，吃后经太阳照射可引起日光性皮炎。

（7）果仁类（含氰苷类植物）：苦杏仁、桃仁、李子仁、枇杷仁、樱桃仁、木薯等可引起中毒。其预防措施如下：不吃苦杏仁、李子仁、桃仁等；不吃生木薯；吃熟木薯时，首先应去皮，再洗涤薯肉，煮熟后再用水浸泡 16 小时，煮木薯的汤及浸泡木薯的水应弃去；不空腹吃木薯，一次也不宜吃太多，儿童、老人、孕妇及体弱者均不宜吃。

（8）假沸豆浆：生豆浆中含有皂苷。皂苷在 100 摄氏度时很快被分解而失去毒性。因此，煮透的豆浆是不会使人中毒的。但皂苷受热非常容易膨胀，当豆浆加热到 80～90 摄氏度时，就形成许多气泡，向上翻滚，出现假沸现象。没有经验的人认为豆浆已经煮透，不再继续烧煮。其实，此时皂苷没有完全被分解，喝了这种假沸的豆浆就会中毒。特别强调，豆浆煮沸后，再继续煮 3～5 分钟，才能喝。中毒症状有恶心、呕吐、腹痛、腹泻等。现场急救应先让病人口服补液盐（药店有售），按说明书用开水冲服，同时去医院诊治。

（9）毒蘑菇：毒蘑菇又称毒蕈，每种毒蕈含有一种或多种毒素，中毒症状因所含的毒素不同而异。常见的有以下几类：

1）胃肠炎型毒蕈中毒。发病快，潜伏期短，一般 0.5～3 小时发病。表现为剧烈恶心、呕吐、腹痛、腹泻等胃肠症状。

2）精神神经型毒蕈中毒。除了出现胃肠症状外，还有瞳孔扩大、心跳加快、谵语、幻觉、狂躁、抽风、精神错乱等表现。潜伏期一般为 0.5～6 小时。

3）溶血型毒蕈中毒。除出现急性胃肠症状外，1～2 天内出现溶血性中毒症状，表现为黄疸、贫血、血红蛋白尿、血尿、肝大等，严重时可引起死亡。潜伏期为 6～12 小时。

4）肝损害型毒蕈中毒。这是最严重的一种毒蕈中毒。潜伏期为 6～24 小时。临床经过可分为潜伏期、胃肠炎期、假愈期、内脏损伤期和恢复期五期。开始出现呕吐、腹泻，称胃肠炎期。有少数类似霍乱症状，迅速死亡。胃肠炎症状消失后，好像病好了，其实毒素已进一步损害肝脏等实质性器官，称假愈期。如中毒轻微，可进入恢复期，严重的出现内脏损害，肝大，甚至发生急性肝坏死（急性重型肝炎）。此外还可累及肾、脑、心等，出现尿闭、蛋白尿、血尿、胃肠道广泛出血、谵妄、惊厥、昏迷甚至死亡。现场急救，除有毒蕈碱症状者可用阿托品拮抗治疗外，其他主要是对症处理、排出毒物———先催吐，后洗胃，再导泻。经一般催吐后，应立即送医院救治。

（10）青皮红肉海产鱼类：如大鲐鱼（俗称油筒鱼）、青鱼、沙丁鱼、秋刀鱼等，含有大量的组氨酸，经某些细菌作用，在适宜的条件下鱼肉中的组氨酸经脱羧酶作用产生组胺和类组胺物质，可引起过敏性食物中毒。

（11）河鲀中毒：河鲀是一种味道鲜美但含剧毒的鱼类。河鲀中毒多发生在日本、东南亚，以及我国沿海、长江下游一带。其有毒物质为河鲀毒素，是一种神经毒，对热稳定，需220摄氏度以上方可分解；盐腌或日晒不能破坏。鱼体中不同部位的含毒量与季节有关，卵巢和肝脏为最，其次为肾脏、血液、眼睛、鳃和皮肤。鱼死后内脏毒素可渗入肌肉，而使本来无毒的肌肉也含毒。产卵期卵巢毒性最强。此类中毒死亡率较高，目前对此尚无特效解毒剂，对病人应尽快排出毒物和给予对症处理。

（12）蛤贝：特别是奇形怪状的海螺，可能由它们摄入含有神经毒素（蛤素）的鞭毛植物，人误吃后就会引起中毒。因此，不能吃畸形贝螺或生吃蛤贝，尤其是到沿海地区旅游时万万不可因好奇而贪吃。

（13）内分泌腺中毒：以甲状腺中毒和肾上腺中毒为常见。吃了未摘除甲状腺的血脖肉、喉头气管等，或误将制药用的甲状腺当肉吃，均能引起中毒。肾上腺中毒主要是由于误吃引起的。

● 如何预防赤霉病麦食物中毒？

赤霉病麦在外表上与正常麦粒不同，皮发皱，呈灰白色，无光泽，颗粒不饱满，易腐成粉，特别是可出现浅粉红色和深粉红色，也有形成红色斑点状的。其中毒表现：主要为恶心、呕吐、腹泻等胃肠症状，可有发热、颜面潮红等，亦可有四肢酸软、步态不稳，形似醉酒，故又称之为"醉谷病"。预防措施：应注意防霉，在麦收季节应注意田间管理和收割后的加工贮存，以防谷物感染真菌；通风、干燥保藏；除去已霉变者。

● 长黑斑的红薯能吃吗？

红薯储存时间太久，或储存处过于潮湿，可能会染上黑斑病。这种有黑斑的红薯含有多种毒素，人吃后会引起中毒。中毒大多发生在吃红薯后数小时至数日。主要中毒表现有恶心、呕吐、腹痛、腹泻等，严重的出现高热、气喘、抽搐、昏迷，甚至死亡。受到黑斑病侵袭的红薯表皮有褐色或黑色斑点，或干瘪多凹，薯心变硬发苦。红薯中所含毒素耐热，故生吃或熟吃有黑斑的红薯，都会引起中毒。因此，一旦红薯发生黑斑、发硬、苦味、霉变，就不要再吃了。

● 食用霉变甘蔗危险不大吗？

品质好的甘蔗肉质清白、味甘甜。甘蔗收割后如果储藏不当会发生霉变。霉变的甘蔗外皮失去光泽，质地较软，瓤部颜色比正常甘蔗深，有酒糟味或酸霉味。霉变甘蔗含有神经毒素 3 - 硝基丙酸，中毒后的临床症状以中枢神经系统损伤为主，一般在吃甘蔗 2～8 小时后发病。中毒最初症状为呕吐、头晕、头痛、视力障碍，进而出现眼球偏侧凝视、复视、阵发性抽搐，四肢强直、屈曲、内旋，手呈鸡爪状，大小便失禁，严重者呼吸衰竭甚至死亡。如发现有中毒症状者，应立即将其送医院急诊治疗。

● 如何避免毒蘑菇中毒？

（1）毒菇识别：

一看生长地带。可吃的无毒蘑菇多生长在清洁的草地或松树、棕树上，有毒蘑菇往往生长在阴暗、潮湿的肮脏地带。

二看颜色。有毒蘑菇菌面颜色鲜艳，有红、绿、墨黑、青紫等颜色，特别是紫色的往往有剧毒，采摘后易变色。

三看形状。无毒蘑菇的菌盖较平，伞面平滑，菌面上无轮，下部无菌托；有毒的菌盖中央呈凸状，形状怪异，菌面厚实板硬，菌秆上有菌轮，菌秆细长或粗长，易折断。

四看分泌物。将采摘的新鲜野蘑菇撕断菌秆，无毒的分泌物清亮如水（个别为白色），菌面撕断不变色；有毒的分泌物稠浓，呈赤褐色，撕断后在空气中易变色。

（2）对未能识别有毒或无毒的蘑菇均不要吃，或请有丰富经验的人来识别，当确认为无毒后方能吃。个别毒蘑菇如马鞍菌毒蘑菇经过适当处理，如水煮，浸液弃去，由于毒性减小甚至失去，也可以吃。但这种蘑菇一是品种少，二是吃易混淆，所以在吃前必须认准确定，保证煮沸时间。如认不准，将捕蝇草当作马鞍菌毒蘑菇去处理煮沸，由于煮沸无损其毒素，所以照样中毒；如果煮沸时间短，毒性未消除，同样可引起中毒。所以，吃蘑菇一是吃自己确认的无毒蘑菇，二是吃自己或他人吃过的长时间未出现中毒反应的蘑菇，以确保安全。

● 怎样预防食源性寄生虫病？

因吃了含有感染阶段的寄生虫病原而使人体罹患的寄生虫病，称为食源性寄生虫病。人类大多数因生吃或半生吃动物食品而引起。常见的因饮食而感染的寄生虫病有血吸虫病、线虫病、绦虫病、蛔虫病等。而这些都与生吃或吃没有煮熟的含有感染阶段寄生虫病原的食品或饮用水有关。生吃或半生吃含囊蚴的淡水鱼或虾而感染华支睾吸虫病，生吃或半生吃石蟹、喇蛄（"龙虾"）易感染并殖吸虫病，吃未熟透的米猪肉易感染绦虫病等。

因此，对食源性寄生虫病的预防应采取综合措施，包括：①不吃生的或半生的动物肉类及制品；②加强粪便管理，防止粪便污染食品和水源；③搞好个人卫生，养成良好的卫生习惯。

● 冰箱保藏食物就能避免食物中毒吗？

冰箱并不是食品保鲜、储藏的保险柜。许多疾病正由于吃了冰箱内不新鲜的或是被污染的食品所致。人们在往冰箱里存放食物时常出现生熟食品混放的现象，以致食品污染或变质。

冰箱冷藏室的温度一般在 0～5 摄氏度，此温度对大多数细菌的繁殖有明显的抑制作用，可是一些嗜冷菌，如大肠埃希菌、伤寒沙门菌、金黄色葡萄球菌等依然很活跃。它们大量繁殖自然会造成食品变质。所以，吃了被嗜冷菌污染的食物后，可出现恶心、呕吐、腹痛、腹泻、头晕等全身性症状。这就是人们所不知道的"电冰箱食物中毒"。

● 如何预防"电冰箱食物中毒"?

只要做到以下几点，即可防止"电冰箱食物中毒"发生。

（1）家庭可考虑选用零下 18 摄氏度的低温冷冻箱，它在家庭食品的保鲜和存储，以及减少食品再污染方面都具有较好的效果。

（2）熟食在电冰箱冷藏的时间不宜太长，并且吃前要经过加热处理。一般说来，细菌耐寒不耐热，在高温下很快死亡。

（3）在电冰箱使用过程中，要长期保持电冰箱的内部清洁卫生，生、熟食要分开放，并且存放时间不能过长。

● 消费者如何预防食物中毒?

（1）要保证食物卫生、安全，不要采摘、捡拾、购买、加工和吃来历不明的食物、死因不明的畜禽或水产品以及不认识的野生菌类、野菜和野果。

（2）购买和吃定型包装食品时，请注意查看有无生产日期、保质期和生产单位，最好不要吃超过保质期的食品。建议不要购买散装白酒、酱油和植物油等。

（3）要做好自备水井的防护，保证水质卫生安全；不要喝未烧开的生活用水。

（4）妥善保管有毒有害物品，农药、杀虫剂、杀鼠剂和消毒剂等不要存放在食品加工经营场所，避免被误吃、误用。

（5）加工、贮存食物时要做到生熟分开，隔夜食品在吃前必须加热煮透。

（6）养成良好的个人卫生习惯，在烹调食物和吃饭前要注意洗手，接触生鱼、生肉和生禽后必须再次洗手。

● 世界卫生组织推荐的"安全制备食品十条准则"是什么？

世界卫生组织推荐的"安全制备食品十条准则"如下：

（1）选择经过安全处理的食品。

（2）彻底烹调食品。

（3）立即食用做熟的食品。

（4）精心储存熟食。

（5）彻底再加热熟食。

（6）避免生食与熟食接触。

（7）反复洗手。

（8）必须精心保持厨房所有表面的清洁。

（9）避免昆虫、鼠类和其他动物接触食物。

（10）使用净水。

● 如何处理食物中毒？

（1）立即停止供应、食用可疑中毒食品。

（2）采用指压咽部等紧急催吐方法尽快排出毒物。

（3）尽快将病人送附近医院救治。

（4）马上向所在地卫生监督所或食品药品监督管理局、疾病预防控制中心报告，同时注意保护好中毒现场，就地收集和封存一切可疑食品及其原料，禁止转移、销毁。

（5）配合卫生部门调查，落实卫生部门要求采取的各项措施。

● 家庭食物中毒如何急救？

盛夏时节，容易引起食物中毒。在家中一旦有人出现上吐下泻、腹痛等食物中毒症状，千万不要惊慌失措，冷静地分析发病原因，针对引起中毒食物的以及吃下去的时间长短，及时采取以下三点应急措施：

（1）催吐。如食物吃下去的时间在 2 小时内，可采取催吐的方法。立即取食盐 20 克，加开水 200 毫升，冷却后一次喝下。如不吐，可多喝几次，迅速促进呕吐。也可用鲜生姜 100 克，捣碎取汁，用 200 毫升温水冲服。如果吃下去的是变质的荤食品，则可服用十滴水促进迅速呕吐。有的病人还可用筷子、手指或鹅毛等刺激咽喉，引发呕吐。

（2）导泻。如果病人吃下中毒食物的时间超过 2 小时，且精神尚好，则可服用泻药，促使中毒食物尽快排出体外。一般用大黄 30 克，一次煎服。老年病人可选用元明粉

20克，用开水冲服即可缓泻。老年体质较好者，也可采用番泻叶15克，一次煎服，或用开水冲服，也能达到导泻的目的。

（3）解毒。如果是吃了变质的鱼、虾、蟹等引起的食物中毒，可取食醋100毫升，加水200毫升，稀释后一次服下。此外，还可采用紫苏30克、生甘草10克一次煎服。若是误吃了变质的饮料或防腐剂，最好的急救方法是用鲜牛奶或其他含蛋白质的饮料灌服。

如果经上述急救，病人的症状未见好转，或中毒较重者，应尽快送医院治疗。在治疗过程中，要给病人以良好的护理，尽量使其安静，避免精神紧张，注意休息，防止受凉，同时补充足量的淡盐开水。

控制食物中毒的关键在于预防，搞好饮食卫生，防止"病从口入"。

社区食品营养与安全

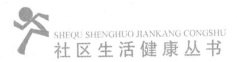

SHEQU SHENGHUO JIANKANG CONGSHU
社区生活健康丛书

社区食品营养与安全

食品营养误区篇

人们在吃的问题上，往往会碰到一些很纠结的问题，使人无所适从。本篇介绍一些常见的食品营养误区，使读者吃得明白。

● 价格高的食品一定营养好？

在日常生活中，人们往往认为食品的价格高，营养就一定好。因而一旦自己劳动致富了，包里有钱了，就要挑价格高的食品吃，认为这有利于健康。真的是吃价格高的食品就一定吃得营养吗？其实营养好是指吃得合理，膳食结构搭配得当，不在乎食品价格的高低。无论食品的价格如何，都有其自身的营养价值和局限性，价格再高的食品也不会含有人体所需的全部营养素。更何况，价格的高低一般反映的是食品来源的难易程度，跟营养成分不成正比关系。所以，只要所吃的食品搭配合理，不用花很多钱也能满足全面、均衡的营养。

● 多吃保健食品有益于健康？

现在，随着我国经济的不断发展，人们越来越富裕，自我保健意识也随之日益增强，于是有些人开始热衷于花钱购买保健食品，盲目地认为保健食品吃得越多对身体的健康就越好。这是不可取的。因为每种保健食品只是个别的营养素或生物活性物质如含铁、锌、维生素、DHA（二十二碳六烯酸，是一种多不饱和脂肪酸）、生物类黄酮等含量高，而其他营养素的含量则很低，甚至完全没有。况且单一补充某种营养素会打破食物营养素间的平衡，从而影响其他营养素的吸收和利用。这样反而对人体健康不利。所以，在日常生活中，任何保健食品都不能乱补、过量地补，不能用保健食品代替天然食品，不能吃了保健食品就可以不注意正常的膳

社区食品营养与安全

食，或者用保健食品代替普通饮食。

此外，不少爱子心切的父母认为给孩子吃保健食品有益于健康，因此喜欢给孩子购买一些高级营养品，在孩子每日吃饭、饮水时给他们吃，有的甚至以此代替牛奶。然而保健食品通常含糖量较高，经常吃会影响孩子的食欲。再者，保健食品中所含的营养成分并不完全，不能给孩子提供较多的蛋白质、维生素和矿物质。若长期以这些保健食品代替牛奶，孩子容易出现营养缺乏症，甚至会影响其生长发育。另外，有的保健食品还含有一定量的激素，即使"儿童专用补品"中的某些品种，也不能排除其含有类似性激素和促性腺因子的可能。因此，当孩子吃了这些外源性激素后，可能会促使其性功能发育提前，以至出现性早熟现象。

● 多吃鸡蛋营养好？

蛋类食品中含有丰富的蛋白质、钙、磷、铁和多种维生素，对身体有一定的益处，但是吃得太多，反而会给身体带来不良的后果。营养专家认为，1岁以内的婴儿，只能吃蛋黄，并且每天不宜吃1个；1岁以上的幼儿，可每天吃1个全蛋；年龄稍大的孩子，可以每天吃两个蛋；成人一般每天吃1个蛋即可。

有的产妇一次吃3～5个鸡蛋，一天吃几次，这不仅是对鸡蛋的浪费，而且过多的蛋白质在肠道细菌的作用下分解产生有害物质，后者大量吸收对身体反而有害。与此同时，产妇蔬菜吃得少，这样不仅对产妇健康不利（尤其是易出现便秘、痔疮），母乳的质量也不高（易导致维生素缺乏），对婴儿的生长发育亦不利。

● 不吃鸡蛋可避免高胆固醇血症？

鸡蛋含胆固醇高，有的人就来个极"左"的做法，干脆不吃鸡蛋。其实胆固醇是一种人体必需的营养成分，在体内作为一种维生素D、性激素和胆汁的原料，神经组织亦需要较多的胆固醇。况且，一个鸡蛋的胆固醇含量为 200～250 毫克，主要在蛋黄里，没有高血脂、心脑血管疾病的中、老年人每天胆固醇的摄入量为 300～500 毫克，不会对健康造成不良影响。因此，绝对不吃胆固醇是不对的。

另外，鸡蛋所含的蛋白质是优质蛋白质，是食物中蛋白质质量最好的，无论是老年人、成年人还是儿童，都需要一定量的优质蛋白质。因此，医学专家建议，一人每天吃一个鸡蛋最好。

● 早吃少晚补齐一样好？

对于年轻人来讲，大多喜欢睡懒觉，由于起床后时间非常紧张，于是草草吃点早餐甚至是一点不吃就去工作；而到了晚上，由于时间比较充足，饭菜非常丰盛，吃得很饱。他们认为早餐少吃点或者不吃没关系，晚餐多吃点就把人体所需要的营养补起来了。这种观点是不对的。

从人的生理需要来讲，人体活动需要能量和各种营养素。早餐对人体的健康非常重要，应该吃好吃饱。因为从晚餐到早餐要经历 10 多个小时，虽说大部分时间是在睡觉，但到早上起床时胃早就"唱空城计"了；再加上上午又是一

社区食品营养与安全

天中活动量最大的时间段，需要消耗大量的能量。如果不吃早餐，血糖就会因得不到及时的补充而下降，严重影响脑组织的正常功能活动，常常使人精神萎靡不振、注意不集中、思维迟缓等。再说，晚餐高蛋白质、高脂肪吃得过多，餐后又没有做多少活动，容易造成能量过剩，引起脂肪蓄积而发胖。另外，由于人在睡眠时体内血液循环减慢，大量血脂容易沉积于血管壁上，从而造成动脉粥样硬化。

合理的膳食结构应该是：早餐占一天热能的 25％～30％，中餐占 40％，晚餐占 30％～35％。

● 洋快餐有营养？

洋快餐在我国已经非常普通。由于看到欧美人多数长得又高又壮，许多人就认为洋快餐非常有营养。经济条件好的家长常带孩子去吃洋快餐，以为这样有利于孩子的健康；有的家长为了满足孩子的攀比、虚荣心理，亦常带孩子去吃洋快餐。

洋快餐其实是"垃圾食品"。这是因为洋快餐多偏重于肉食、油炸食物。营养构成为高蛋白质、高脂肪、高糖类、高胆固醇的高热能食品，缺乏维生素、矿物质和膳食纤维。此外，这些食品多以煎、炸为主，脂肪、蛋白质、糖类在高温下容易形成致癌物质，摄入过多会损害健康。

● 彩色食品好看又好吃？

孩子都喜欢有颜色的食品，认为这样的食品既好看又好吃。家长见孩子喜欢，认为这可刺激孩子的食欲，因此常常给孩子购买各种各样的彩色食品。

其实，生产彩色食品所用的色素（染料）不少是合成色素，有的不法生产商使用的是从石油或煤焦油中提炼出来并经化学方法合成的色素。这类色素国家早就禁止在食品中使用，含有一定的毒性。颜色过余鲜艳的食品，其色素含量亦超标。儿童若长期摄入较大量的色素，即便是国家允许使用的食用色素，虽然不会立即引起临床可见的不良反应，但会对机体产生一定的影响。

首先，这种食用色素能消耗体内的解毒物质，干扰体内正常的代谢反应，从而使糖类、脂肪、蛋白质、维生素等的代谢过程受到影响，使孩子表现出腹胀、腹痛、消化不良等。其次，合成色素还能在体内蓄积，导致慢性中毒。再次，儿童体内各器官组织比较脆弱，对化学物质尤为敏感，如过多食用合成色素，会影响神经冲动，容易引起注意缺陷多动障碍（儿童多动症）。

● 单吃蔬菜和水果可减肥？

随着生活水平的不断提高，大家吃得也越来越好了，因而肥胖的人也就越来越多了。怎样减肥也就成了人们最为关心的问题了。除吃药减肥外，有的人提出不吃肉，单吃蔬菜和水果可以减肥。

其实，如果不吃肉，会造成动物性蛋白质摄入不足，即使补充了豆类等植物性蛋白质，其吸收和利用都远不及动物性蛋白质，还会导致一些人体必需氨基酸缺乏。完全吃素食者，由于长期蛋白质摄入不足，人体内的蛋白质、脂肪、糖

社区食品营养与安全

类就会失去平衡，从而会导致贫血、免疫力下降、记忆力下降、消化不良等。同时，因蔬菜和水果含有大量的膳食纤维，若摄入膳食纤维过多，会促进肠蠕动，加速胃肠道里的矿物质排出，从而导致体内的矿物质缺乏。另外，蔬菜吸油，大量吃蔬菜容易导致油脂摄入增多，体内热量增加，反而会越吃越胖。

此外，水果含有 8％以上的糖分，能量不可忽视。若每天吃大量的水果，也会使体内热量增加。

因此，单吃蔬菜和水果不仅不能减肥，反而会影响健康。

● 蔬菜生吃营养好？

有的人热衷于以凉拌的形式生吃蔬菜，认为这样才能充分发挥蔬菜的营养价值。实际上，蔬菜中的很多营养成分需要添加油脂才能很好地吸收，如维生素 K、胡萝卜素、番茄红素等都属于烹调后更容易被吸收的营养物质。因此，生吃蔬菜应有选择性，胡萝卜（红萝卜）、番茄（西红柿）等烹调后食用营养价值更高。不能生吃的蔬菜有马铃薯、芋儿、山药等富含淀粉的蔬菜，以及豆芽菜、四季豆（菜豆）等含有某些天然有害物质的蔬菜。

需要强调的是，生吃蔬菜要注意卫生，防止"病从口入"。首先应选择新鲜的蔬菜，做菜前要认真洗手，生熟食品要分开放，蔬菜、肉类要分开清洗。另外，凉拌蔬菜时，适量加上醋、蒜和姜末，这样既能调味，又能杀菌。

● 蔬菜与水果能互相代替？

在日常生活中，不少人认为只要每天吃足够的蔬菜，就能满足人体所需的水果中的营养物质；或者认为吃水果就可以不用吃蔬菜，其实这是个误区。由于蔬菜和水果有各自的营养特点，它们是不能互相代替的。

蔬菜和水果虽然都含有维生素 C 和矿物质，但在含量上还是有差别的。水果中所含的有机酸、果胶和酶等是蔬菜所不及的。除了含维生素 C 多的鲜枣、山楂、柑橘等外，一般水果如苹果、鸭梨、香蕉、杏等所含的维生素和矿物质都比不上蔬菜，特别是绿叶蔬菜。因此，要想获得足量的维生素还需要吃蔬菜。

经常吃蔬菜、水果和薯类的膳食，对保护心血管健康，增强抗病能力，减少儿童发生眼干燥症的危险及预防某些癌症等有十分重要的作用。

● 纯果汁能代替水果？

虽然纯果汁比普通的果汁饮品具有更好的口味并保留了较多的维生素 C，但它还是不能与水果等同，代替不了水果。

一方面，果汁中不含纤维素，而水果中含有较多的纤维素。纤维素虽然不为人体消化吸收，但会增加肠蠕动，促进排便。食物中缺乏纤维素不仅会引起肠功能紊乱，容易发生便秘，而且会使肠道内厌氧菌繁殖增多，有害物增多，这也是导致结肠癌的原因之一。

社区食品营养与安全

另一方面，果汁含糖量高，吃完饭再喝果汁，又会增加热量的摄入。对营养比较充足或需要减肥的人来说，果汁显然不是理想的食品，而吃水果就无上述弊端。水果中保持着天然的营养物质，于健康十分有益。加之，吃水果时要增加牙的咀嚼力和面部肌肉的活动，增加唾液的分泌。这又有益于牙的健康和面部的美容，这些都是果汁代替不了的。

● 糖尿病病人可多吃无糖食品？

随着消费者对健康需求的增加，无糖食品也在市场上悄然走俏。其品种之多，更是令人眼花缭乱，如无糖饼干、无糖月饼、无糖麦片、无糖酸奶、无糖饮料等。老百姓一般认为无糖等于低热量，以为无糖食品"不含糖，更健康"。

"无糖食品"从定义上讲是一种不添加蔗糖，但添加了木糖醇、麦芽糖醇等甜味剂的食品。无糖食品不含蔗糖不等于不含糖。以面粉为例，每100克面粉中大概含有77克糖类。另外，无糖食品只能保证没有添加蔗糖，但依然含有大量的糖类物质和脂肪等高热量成分。糖类亦称碳水化合物，是人体热能最主要的来源，这些糖类在体内将转化为葡萄糖。因此，糖尿病病人如在不服用降血糖药的前提下，大量吃用面粉制作的糕点等，同样会导致血糖浓度升高。

● 吸骨髓或喝骨头汤能补钙？

很多人喜欢喝骨头汤补钙，认为骨头汤价廉物美，营养又丰富。其实，骨头汤中含钙量非常低，相反含有大量脂肪，有的营养成分还因长时间熬汤加热而遭到破坏。有人做过实验，用 1 公斤肉骨头煮汤 2 小时，汤中的含钙量仅20 毫克左右。若共熬汤 10 碗，那么 1 碗骨头汤中所含钙量仅有 2 毫克左右，这与一般人群每日需 800 毫克以上钙量相差很大。如果仅靠喝骨头汤来满足补钙的话，那么一个人至少每天要喝 400 碗骨头汤。这当然是不可能的。而长骨的骨髓主要含脂肪，吸骨髓显然不能补钙。有人认为熬骨头汤时加点醋就能提高钙含量，其实这没有多大用处，虽然可增加极少量的骨钙溶出，但往往同时会把沉积在骨头中的铅一起溶解出来。铅对身体可是有害的啊！

其实科学的补钙方法很简单，多喝牛奶，多吃豆制品、小白菜、芹菜、虾皮等含钙量高的食物，同时多晒太阳即可。牛奶中钙的含量很丰富，100 克牛奶含钙量可达 100～110 毫克，而且这种钙为天然乳钙，容易被人体消化吸收。100 克豆腐亦含有 100 毫克以上的钙。晒太阳主要是促进皮肤合成维生素 D，冬季日照少时可适当补充浓缩鱼肝油等维生素 D 制剂。因为，维生素 D 有利于钙的吸收。当然特殊人群如孕妇、骨质疏松者、骨折病人等可适当补充钙剂。

● **营养素越多越好?**

对于营养素，一般人认为摄取越多越好，殊不知营养素过剩会对身体造成危害。例如，补充维生素并不是多多益善，因为维生素吸收过量会导致各种疾病甚至中毒。尤其是脂溶性维生素 A、D、E、K 会在体内蓄积而中毒；维生素 C 及 B 族维生素等水溶性维生素，虽然摄取过量时大部分会随尿液自行排出体外，但长期这样会增加肝、肾负担。补钙过多，首先会出现便秘，长期吸收过多会导致肾结石等，同时会影响其他微量元素的吸收。糖类和脂肪长期摄入过多，提供的能量过高，不仅会导致肥胖、糖尿病，还会引起高脂血症、冠心病等。蛋白质长期摄入过多，不仅造成浪费，还会增加肝、肾负担。另外，大量蛋白质在肠道被细菌分解，产生有害物质，后者被吸收入血，对身体危害较大。因此，营养素的补充以适量为宜，关键是均衡膳食。

● 粗粮吃得越多越好？

粗粮中含有大量的纤维素。纤维素本身会对肠道产生机械性刺激，促进肠蠕动，使大便变软而畅通。这些作用，对于预防肠癌和因血脂过高导致的心脑血管疾病当然有好处。纤维素还会与食物中残留的重金属和有害代谢产物结合，促使其排出体外。适量进食纤维素，对人体大有裨益。但如果过多地进食纤维素，对人体也是不利的。因为，纤维素不仅会阻碍有害物质的吸收，也会影响人体对食物中的蛋白质、矿物质（尤其是某些微量元素）的吸收。长期大量进食高纤维食物，会使蛋白质补充受阻，脂肪摄入量不足，微量元素缺乏，从而损害心脏、血液、骨骼等器官功能，并使人体免疫功能降低。事实上，远古时代的人就是以粗粮为主，但其寿命只有现代人的1/4。虽然还有其他影响因素，但长期大量摄入粗粮，造成营养不良、体质差，也是一个重要因素。

因此，食用粗粮并不是越多越好，而应掌握一定的限度。健康的成年人，一般每天的纤维素摄入量以 10～30 克为宜。

社区生活健康丛书

社区食品营养与安全

● 多喝蒸馏水或纯净水对人体健康有好处？

现在，饮用水的种类越来越多，广告铺天盖地，如矿泉水、"磁化水"、"太空水"、蒸馏水、纯净水……有些人认为蒸馏水是煮沸的水，不含细菌、病毒等微生物，比其他水更干净卫生；认为纯净水更是无任何杂质，故每天都饮用蒸馏水或纯净水。这样看似很卫生，其实并不符合科学营养的原则。

这是因为，蒸馏水是水在蒸发时将水的分子由液态变为气态，同时又将气态分子冷凝变为液态的水。纯净水的制作往往经多次蒸馏。在这一变化过程中，水分子蒸发时不能将矿物质一起携带，一些人体需要的矿物质被丢失了。钙、铁、锌、铜、钼、铬、硒、碘等在水中虽然只含微量，但一个人每天需饮水约 2000 毫升，单纯饮用蒸馏水或纯净水损失的微量元素还是可观的啊。缺乏某种微量元素，必然会诱发相应的疾病。因此，切不可只注意饮水卫生，而忽视了饮水的营养。因为饮水是人体从自然环境中摄取矿物质（尤其是微量元素）的重要途径。

● 儿童吃无铅皮蛋无害？

传统的皮蛋在腌制过程中要加些氧化铅或铜等重金属。若长期食用，皮蛋中的铅或铜会慢性积累而不利于健康。"无铅皮蛋"的腌制已改进工艺，用硫酸铜、硫酸锌等代替氧化铅。

但是，"无铅皮蛋"并不是一点都不含铅，只是铅的含

社区食品营养与安全

量比传统腌制的皮蛋要低得多。微量的铅对成年人的健康影响不大，但对儿童来说，无铅皮蛋也应少吃或不吃为好。

● 多吃奶片有利于健康？

新鲜牛奶含有蛋白质和矿物质等多种营养成分，而且其中80％是水分，能够帮助人体平衡地摄取营养，是目前人们必选的大众化营养品。而奶片却不同，它是采用经过加工后的奶粉作为原料，在脱水工艺下加入某些凝固剂加工而成的。经过两次工艺加工后，食用者已经无法享受新鲜牛奶的风味和质地。而且在加工过程中，由于温度过高，还破坏了其中的多种营养成分，彻底改变了乳清蛋白。

所以奶片作为新鲜牛奶的补充，在人们没有条件及时喝到新鲜牛奶的情况下，适当吃一点是无可非议的，但千万不能过量。因为奶片在消化过程中，还要融化在体内的水分中，如果过量食用，体内的水分被消耗过多，就会造成脱水现象，这反而对健康不利。

● 吃冰淇淋能代替喝奶？

冰淇淋又称冰激凌，一般是以牛奶为主要原料，添加脂肪、砂糖、香料及品质改良剂等经冻结而成的，具有较高膨胀率的冷冻制品。冰淇淋的营养价值较高，易于消化，在夏季深受人们的喜爱。

一般冰淇淋的脂肪和糖的含量较高，故冰淇淋是一种高能量食品。

冰淇淋的种类很多，主要包括普通冰淇淋、果汁冰淇淋和蛋黄冰淇淋等，其配料也是多种多样。因此，冰淇淋并非人人都能长期吃。如肝病、糖尿病、胃炎、结肠炎等病人就不适宜吃冰淇淋，肥胖者要选择那些低热量的品种。